安徽省规划教材

实验中医学

主编 王茎 董昌武

时代出版传媒股份有限公司
安徽科学技术出版社

图书在版编目(CIP)数据

实验中医学 / 王茎,董昌武主编. --合肥:安徽科学技术出版社,2021.7(2025.2重印)
ISBN 978-7-5337-7813-2

Ⅰ.①实… Ⅱ.①王…②董… Ⅲ.①中医学-实验-中医学院-教材 Ⅳ.①R2-33

中国版本图书馆 CIP 数据核字(2021)第 054638 号

实验中医学

主编 王 茎 董昌武

出 版 人:王筱文	选题策划:王 宜	责任编辑:王 宜
责任校对:戚革惠	责任印制:梁东兵	装帧设计:武 迪

出版发行:安徽科学技术出版社　　http://www.ahstp.net
(合肥市政务文化新区翡翠路 1118 号出版传媒广场,邮编:230071)
电话:(0551)63533330

印　　制:合肥创新印务有限公司　　电话:(0551)64321190
(如发现印装质量问题,影响阅读,请与印刷厂商联系调换)

开本:787×1092　1/16　　印张:7.25　　字数:180 千
版次:2021 年 7 月第 1 版　　2025 年 2 月第 2 次印刷

ISBN 978-7-5337-7813-2　　　　　　　　　　定价:29.00 元

版权所有,侵权必究

编委会名单

主　编　王　荃　董昌武

编　委（以姓氏笔画为序）
　　　　王玉凤　朱国旗　许　霞　李　净　李庆羚
　　　　李姿慧　吴元洁　汪　莉　周雪梅　赵　黎
　　　　南淑玲　贾学昭　高　纺　蒋怀周

前　言

中医学是在中医理论指导下，研究人体生理病理、疾病诊断防治以及养生康复保健的医学科学，凝聚着我国劳动人民在长期的生活实践中与疾病做斗争的经验和智慧，数千年来为中华民族的繁衍昌盛做出了巨大贡献。在中医药事业发展进入中国特色社会主义新时代的背景下，传承精华，守正创新，在把握中医药发展规律的同时，提高中医药现代化、科学化研究水平，成为推动中医药事业高质量发展的新理念、新内涵。因此，用科学实验的方法研究中医药的实验中医学越来越受到广泛关注。

实验中医学是以中医理论为指导，利用现代科学技术与方法，通过实验来论证、研究和发展中医药学的新型学科，是现代中医学的重要组成部分。作为一门新兴的学科，其对中医药创新型人才的培养发挥了重要作用。随着国家对中医药创新人才和团队支持力度的不断加大，中医院校越来越重视实验中医学学科的发展。

为了满足教学、科研需要，强化中医药人才科研能力的培养，我们结合当前中医教学、科研发展需要编写了本教材。内容上突出中医诊治特色，实验设计强调中医思维，教学上突显"以学生为中心"的教学理念，立足于扩大学生的知识面，促进学生综合素质的提高和创新能力的培养。本教材内容详略得当，符合一般中医院校实验实训条件，基本满足学生将来临床实践和科研实验的需要，也适应学科发展的需要。

本教材可用于中医学、针灸学、中西医结合、中药学等相关专业，也可供中医科研人员参考使用。本教材分为基础篇和实验篇，基础篇讲述中医学实验的基础理论、实验技术等，实验篇包括中医基础理论实验、中医诊断学实验、中药学实验、方剂学实验等。内容编排上重视知识的拓展性和学科交叉性，实验部分注重实验的可行性和可操作性，让学生能较好地把握实验要点，提高实验成功率。

受限于教材形式、教学实用性以及编写人员水平，本教材难免有疏漏欠妥之处，敬请读者批评指正。

编者

2021 年 7 月

目　录

绪　论 ··· 1

基　础　篇

第一章　中医学实验思路与方法 ·· 7
　第一节　实验设计基本要素 ·· 7
　第二节　实验设计原则 ··· 10
　第三节　实验设计基本格式 ··· 14

第二章　中医学实验常用动物 ·· 17
　第一节　中医学实验常用动物的生物学特性 ··· 17
　第二节　实验动物的选择 ·· 21

第三章　中医学实验动物的基本操作技术 ··· 24
　第一节　实验动物的捉拿、固定和编号 ·· 24
　第二节　实验动物的给药 ·· 26
　第三节　实验动物的麻醉 ·· 29
　第四节　实验动物的体液、粪便和骨髓的采集 ·· 32
　第五节　实验动物的处死 ·· 39

第四章　中医动物模型的实验 ·· 41
　第一节　"阴虚""阳虚"动物模型的实验 ·· 41
　第二节　"气虚""血虚"动物模型的实验 ·· 44

第五章　中医学实验研究技术 ·· 50
　第一节　电子显微镜技术 ·· 50
　第二节　生理学技术 ·· 52
　第三节　组织与病理学技术 ··· 53
　第四节　免疫组化技术 ··· 54
　第五节　血清蛋白分离技术 ··· 56

第六节　组织 DNA 的提取及鉴定 ·· 58

第六章　中医学实验常用仪器操作 ·· 61
第一节　多部位微循环显微仪及其应用 ·· 61
第二节　舌苔脱落细胞检测与舌诊客观化 ·· 69
第三节　脉图检测与中医脉诊客观化 ·· 80

实　验　篇

实验一　爪甲望诊与甲襞微循环检测 ·· 89
实验二　元气充沛与否对小鼠耐缺氧时间的影响 ······································ 92
实验三　"气能行血"理论实验 ·· 94
实验四　常见中药的煎煮方法 ·· 96
实验五　乌头对小鼠毒性作用的观察 ·· 98
实验六　延胡索镇痛作用的观察（热板法） ·· 100
实验七　红花对小鼠凝血时间的影响（毛细玻璃管法） ······························ 102
实验八　大承气汤、小承气汤泻下作用的观察与比较 ································ 104
实验九　生脉散对常压下缺氧小鼠的作用 ·· 106

参考文献 ·· 108

绪　　论

一、中医学实验的性质

中医学是以中医理论与实践经验为基础,研究人体健康与疾病转化规律及其预防、诊断、治疗、康复和保健的综合性学科。中医学自成体系,公元16世纪以前一直处于世界医疗领先水平,对亚洲甚至世界医学都产生过巨大的影响。但西医学通过借助其他先进自然科学技术取得重大突破,发展迅猛,从经验医学发展到实验医学阶段,成为世界主流的现代医学模式。传统中医学对疾病的认识,是通过无数次对病变时人体系统这个"黑箱"的反复观察,推导出人体"黑箱"内变化的规律和特性。这种研究方法的局限在于所得信息过于笼统,多重视观察宏观功能,缺乏对微观结构的研究,难以被现代人所接受。为了能更确切地认识人体,就需要在整体观念的指导下,结合现代研究发现了解其特殊性,在分析的基础上再进行综合,从而不断加深对人体病证性质的认识。因此,中医学要发展,同现代科学的发展方向接轨,把传统中医药的精华继承并发扬好,就必须注重多学科的交叉。通过引用先进实验技术,利用现代化的研究方法和手段,来弥补临床观察及直觉领悟的不足;利用现代科学知识和方法研究中医药,增强其科学性与说服力,使中医学的发展获得生机,并逐步走向现代化。

现代科学实验是指为检验某种理论或某种假设是否具有预想效果而进行的一系列操作或活动。中医学的现代研究和发展离不开科学实验。就中医学实验而言,其除了应遵循一般实验的原则,如对照、单一变量、平行重复、科学性原则等之外,尚须遵循中医学固有的规律,坚持中医学特色。如进行动物的中医证型实验研究时,应注重模拟中医病因、中医病证等;中药疗效的评价应注重药物对机体的整体协调作用,体现中医特色等。只有这样,方能真正地完善和发展好中医学。否则,不论应用怎样的实验,进行怎样的研究,都不可能完善中医学,更谈不上发展中医学。

因此,实验中医学是一门以中医基础理论为指导,通过利用现代科学技术和研究方法来研究和发展中医学的学科,是现代中医学的重要组成部分。

二、中医学实验发展简史

解剖学的发展对中医的发生发展起着重要的作用,如殷商时人们已能按人体解剖部位命名疾病,若没有解剖学的发展,便没有目、手、足等中医病名的概念,更谈不上中医学的诞生。《史记·扁鹊仓公列传》记载:"上古之时,医有俞跗……乃割皮解肌,诀脉结筋,搦髓脑,揲荒爪幕,湔浣肠胃,漱涤五藏,练精易形。"从割皮至解肌,由皮肉至脏腑,自外入内,分层有序,反映了当时的中医已经达到了一定的解剖水平。

《淮南子·修务训》记载:"神农尝百草之滋味、水泉之甘苦,令民知所避就,一日而遇七十毒。"皇甫谧《帝王世纪》记载:"伏羲氏……尝味百药而制九针,以拯夭枉焉。"正是由于神农氏和伏羲氏等上古先民们进行"尝百草"的试验,才逐渐认识和掌握了中药的治疗作用,为中医药的发展奠定了基础。至于中药和针灸等治疗患者的临床疗效,古人则以医案的形式加以记录和总结。如《史记·扁鹊仓公列传》中记录西汉淳于意所述的诊籍25例,涉及疾病以内科居多,并包含外、妇、儿、口腔诸科,较为详细地记载了有关疾病病情、治疗方法和疗效等方面的内容。如治"蹶证"一案,针对发热、头痛,用"寒水拊其头",配以针刺阳明脉而获显效。医案对保存中医临床资料、提高中医临床疗效起到积极的作用。古人正是通过反复进行医疗实践和实验,积累了丰富的中医药知识,为中医学理论体系的形成和发展奠定了坚实的基础。

成书于战国至秦汉时期的中医学奠基之作《黄帝内经》提出"若夫八尺之士,皮肉在此,外可度量切循而得之,其死,可解剖而视之。其脏之坚脆,腑之大小,谷之多少,脉之长短,血之清浊……皆有大数",即认为成人人体食管与肠的长度比为1:35,与现代解剖测量的1:37十分接近。《难经》提出"胆在肝之短叶间",认为胆与肝相邻;"唇为飞门,齿为户门,会厌为吸门,胃为贲门,太仓下口为幽门,大肠小肠会为阑门,下极为魄门,故曰七冲之门也",对消化器官之间的连接和过渡做了详尽的记载。借助人体解剖,《内经》《难经》等不但确立了五脏六腑、形体官窍等的命名,还在此基础上确立了一些脏腑的功能,如"心主身之血脉""胃者,水谷之海""小肠者,受盛之官,化物出焉"等。

魏、晋、隋、唐时期,随着社会的发展和科学的进步,中医学实验逐步得到提高和发展。西晋葛洪进行炼丹实验,对实验中的各种变化进行细致的观察和研究,如在《抱朴子》中提到"丹砂烧之成水银,积变又还成丹砂""铅性白也,而赤之以为丹;丹性赤也,而白之以为铅"等。南北朝刘宋雷敩在《内经》《伤寒杂病论》基础上,对中药炮制加以总结和归纳,撰成我国最早的中药炮制学专著《雷公炮炙论》,其中记载了许多中药炮制方法,如"凡修事巴豆,敲碎,以麻油并酒等可煮巴豆子,研膏后用"等,建立了系统的中药炮制理论。

在临床和动物实验研究方面,唐代王焘《外台秘要》记载,用白帛浸染法检验小便颜色,以诊断黄疸;陈藏器《本草拾遗》记载白米"久食令人身软,缓人筋也,小猫犬食之,亦脚屈不能行,马食之足肿";孟诜《食疗本草》记载"黍米不得与小儿食之,令儿不能行。若与小猫、犬食之,其脚便蹻曲,行不正"。

宋金元时期,随着政治、经济、科学和文化的发展,中医学实验水平得到了进一步的提高。宋代,人体解剖学得到较大发展,不但积累了丰富的人体解剖知识,而且还出现了人体解剖图谱。如吴简《欧希范五脏图》,是根据对欧希范等人尸体解剖的结果绘制而成的,该书以图绘脏腑为主,指出脏腑之间的关系,如肺之下有心、肝、胆、脾,胃之下有小肠,小肠之下有大肠,大肠旁有膀胱;脏腑之内容物,如大肠有滓秽;脏腑之病理变化,如少得目疾,其肝有白点。杨介根据尸体解剖结果整理编撰《存真环中图》,主要包括"人身正面图"和"人身背面图",以及各系统的分图,如"心气图""气海膈膜图""脾胃包系图""阑门分水图",各图配有详细的文字说明。在临床试验方面,宋代许叔微著《伤寒十九论》,全面详细地归纳总结治疗伤寒的医案集,每论以医案为先,然后立论分析。《图经本草》中已记载中医临床分组对照试验研究:"相传欲试上党人参者,当使二人同走,一含人参,一口空,度走三五里许,其不含人参者,必大喘,含者气息自如,其人参乃真也。"

明清时期,中医学实验取得了许多重要的成果。医案记载更为规范、全面、详细,多部专著问世。明代韩懋《韩氏医通》提出医案应"六法兼施",即望形色、闻声音、问情况、切脉理、论病原、治方术等,制定了较详细的病案格式。吴昆在《韩氏医通》的基础上著《脉语》,更为详尽地规定了医案的格式。此后医案专著不断涌现,如《古今医案按》《名医类案》《柳选四家医案》《续名医类案》等,同时个人的医案专集,如《临证指南医案》《洄溪医案》《杏轩医案》《王氏医案》《得心集医案》《王旭高医案》《张聿青医案》《诊余集》等也逐渐成形。医案格式的规范和医案集的涌现,是中医临床试验的一大进步,对中医临床经验的总结、中医理论的发展,以及中医疗效的提高具有重要作用。通过对人体和动物的观察研究,明代吴有性著《瘟疫论》,创立"戾气"学说,认为人类的疫病和禽兽的瘟疫是由不同的戾气所引起的。如:"至于无形之气,偏重动物者,如牛瘟、羊瘟、鸡瘟、鸭瘟,岂当人疫而已哉?然牛病而羊不病,鸡病而鸭不病,人病而禽兽不病,穷其所伤不同,因其气各异也。"清代王清任认为"业医诊病当先明脏腑",亲自观察小儿及成人尸体,查明脏腑结构,并解剖家禽,开展比较解剖观察,并在《亲见改正脏腑图》一书中,新增"会厌""幽门括约肌"等组织结构名称,纠正前人一些关于肺、肝的结构和脑功能等的错误论述。

近现代时期,随着科技水平的提高和文化思潮的更新以及西方医学的传入和冲击,中医学由中西医汇通逐步发展至中西医结合,形成了运用现代科学技术多学科、多层次研究中医学的局面。陈定泰在研究西医解剖图谱的基础上,修正了前人关于解剖的部分观点,著有《医谈传真》一书。朱沛文汇集《内经》《难经》《医林改错》等中的解剖内容并结合西医生理解剖知识和图谱,撰成《中西脏腑图象合纂》。此外还有《中西骨骼图说》《中西汇参医学图说》等中西医结合的解剖图书相继出现。临床实验是几千年来中医学实验的主体,自新中国成立以来,在党和政府的倡导及支持下,中医学焕发出了极大的生机,掀起了中医学实验研究的热潮,加速了中医学现代化的步伐。中医学开始运用现代科学方法和技术进行临床实验研究,在短短的几十年时间里,中医学实验研究从验证性实验发展到中医药作用机制的研究,并在此基础上开展了探索生命现象的医学前沿课题的研究。如制定统一的诊断和疗效标准,引进先进的检测技术,开展前瞻性、大样本、多中心协作研究,采用随机、双盲、对照等原则，进行计算机统计处理，保证了研究结果的客观性和科学性。中医学的现代临床实验研究，不但验证了传统中医药防治疾病的疗效，探明了其形成机制，还取得了许多重大中医药防治疾病的临床新成果，并逐步实现了与现代医学的接轨。

在近代以前的文献中，有关中医学动物实验的记载匮乏，且粗浅简单。20世纪60年代以来，随着科学技术的应用，中医学实验研究迅速发展。中医动物证候模型相继确立，覆盖八纲、脏腑卫气营血、气血津液等诸多方面，开展了中医理、法、方、药等的动物实验研究，开创了中医学发展的新方向。现代的中医学实验研究对象涉及人体和动物，层次从宏观到微观，领域扩展到中医学的各个分支，取得了一些成果。但中医学实验总体上依然处在探索阶段，在很多方面发展仍不够完善。随着对中医学实验工作的深入研究，实验中医学已经发展成为现代中医学的重要组成部分，是中医学诸多学科中充满生机活力的一门新型学科。

基础篇

第一章　中医学实验思路与方法

第一节　实验设计基本要素

受试对象、处理因素和实验效应是实验设计的三个最重要因素,缺一不可。受试对象又称研究对象或观察对象,是处理因素所作用的对象,由研究目的决定。处理因素又称研究因素、受试因素,一般是基于研究目的而施加给受试对象的各种试验因素,如物理、化学、生物、社会等因素。根据实验目的的不同,受试对象自身的某些特征,如生活习惯、遗传特征、年龄、性别等,也可以作为处理因素。处理因素在整个实验过程中必须保持一致性,不能随意更改。实验效应是受试对象接受处理因素后,所出现的主观、客观反应和结果,通过具体的观测指标而体现。若指标选用得当,可准确地反映处理因素的作用,从而获得科学性的研究成果。如观察某中药方剂对四氯化碳所致肝纤维化大鼠TLR4信号通路的影响,该研究中,四氯化碳所致肝纤维化大鼠为受试对象,某中药方剂为处理因素,对TLR4的影响为实验效应。

一、受试对象

医学实验的受试对象大多是人、动物、器官、组织、细胞、药用植物。选择合适的受试对象对实验成功与否非常重要。在受试对象的选择上,除结合专业知识外,还需遵循以下几个条件:

1. 敏感性

受试对象对处理因素敏感,易于产生实验效应,从而便于实验者观察指标。

2. 特异性

受试对象对处理因素具有较强的特异性。经处理因素处理后,受试对象能够显示出特定的实验效应,排除非处理因素的影响。

3. 稳定性

受试对象对处理因素的反应必须稳定,仅在一定范围内波动,否则会产生误差,影响实验结果。

4. 经济性

应选择经济允许范围内的受试对象。如按照微生物学、寄生虫学控制原理分类,实验动物分为普通级动物、清洁级动物、无特定病原体动物和无菌动物。能够以普通级动物为受试对象的实验,就不必要采用无菌动物。

二、处理因素

整个实验过程中影响观察结果的因素很多,这就需要实验者结合专业知识恰当地选取处理因素。一般应注意"抓住主要因素""控制非处理因素"和"对处理因素标准化"。

(一)抓住主要因素

主要因素是在实验目的的基础上确定的。若处理因素太多,各因素之间很可能存在相互作用,导致统计分析方法复杂化;因此,主要因素并非越多越好,而应尽量精简。同时,处理因素又不能过少,否则实验难以达到一定的广度和深度。这就要求我们做实验设计时必须合理选取对实验结果影响较大的主要因素,以便开展实验。

(二)控制非处理因素

除主要因素以外,还有一些能够影响实验结果的其他因素,这些就是非处理因素,又称混杂因素、干扰因素。这些因素可产生混杂效应,影响处理因素产生的效应,干扰实验结果,导致结论出错。在设计实验时,应尽量控制或者减少这些非处理因素,以减少实验误差。

(三)对处理因素标准化

按照一个明确的量化标准进行,即标准化。实验者须查阅文献,进行预试验,找出最合适的处理因素。实验过程中,处理因素应始终如一、保持不变,才可获得稳定而准确的实验结果。如果处理因素是药品,须确定药品的名称、生产厂家、批号、保存方法、给药途径、给药剂量等;如果处理因素是针刺,则须确定穴位、深度、频率、时间等。

三、实验效应

实验效应通过具体的观测指标体现,可反映处理因素是否起作用及其作用的强弱。因此,实验设计者在选用观测指标时,应结合专业知识,尽可能从客观性、关联性、灵敏性和特异性、精确性、可行性和标准化入手,选用合适的指标。观测指标选择不当,则不能准确反映处理因素的作用,由此获得的研究结果亦缺乏科学性。

(一)客观性

观测指标有主观、客观两大类。主观性指标来自受试对象的主观感受和陈述,或来自实验人员的观察和判断,易受人为因素(如实验过程中受试对象和实验人员的心理状态和心理暗示作用)干扰,具有随意性和偶然性,难以被客观测量,在实验中应尽量少采用。如须采用,则应尽量以科学的方法建立量化体系,如制定严格的评判标准,并于实验实施前对实验操作者进行统一培训,等等。客观性指标是通过仪器或工具测量而得的数据,可排除主观因素的干扰,能够真实地反映实验效应,具有可靠性和真实性,实验中应尽量选用。

(二)关联性

关联性是指实验所选的观测指标必须与研究目的具有本质上的联系,如此才能确切地反映处理因素的效应。所选的指标是否具有关联性,以及关联性的强弱,可体现实验设计者的专业知识和科研水平。如观察某方剂的降压疗效,患者用药后血压水平与该方之间就具有关联性。

(三)灵敏性和特异性

灵敏性是观测指标对处理因素反应的灵敏程度,体现于该指标所能正确反映的最低水平或最小数量级。观测指标的灵敏度越强,其结果的阳性率越高,处理因素的效应越是能充分得到体现,但过高的灵敏性易造成假阳性。特异性指的是检测结果的专一性,它反映处理因素的作用。特异性高的指标不易受非处理因素的干扰,可把假阳性结果控制在最低水平。因此,选择观测指标时,最好能兼顾其灵敏度和特异性。

(四)精确性

观测指标的精确性指的是观测指标既要有准确度又要有精密度。准确度是指测定结果与真实值的接近程度;精密度是指重复测量后,多次结果与其平均值之间的接近程度,即多次测量结果取得一致或接近一致的程度。在选择观测指标时,首先强调准确,其次要求精密,最好两者皆可达到要求。若两者存在矛盾,则优先考虑准确度。指标的准确度与测量指标的实验条件、实验方法、仪器设备、实验人员的素质和技术水平有关。此外,主观指标易受主观因素影响而造成较大误差,需要于实验前制定严格的规定和操作标准,并统一培训实验人员。

(五)可行性和标准化

观测指标的可行性是指在现有条件下,能否对观测指标实施检测。如有些观察指标需要特殊的仪器设备才可进行检测,但目前的仪器设备还达不到要求,那么这些指标不具有可行性。再比如,某些观测指标的样品采集违背伦理,这样的指标即使具有客观性、关联性、灵敏性和特异性,以及精确性,但不具备可行性,因此不能采用。观测指标的标准化是指采集和测定指标的条件与方法等皆具有固定的标准和原则。这些因素若不实行标准化,则有可能使指标的测定不稳定,干扰实验,直接影响研究结果。如观察某降糖方剂的疗效,若采集患者血糖的条件和方法没有一定的标准化,则无法得到正确的实验结果。

第二节　实验设计原则

依照一定的原则设计实验,可避免实验结果受到某些偏倚因素的影响,使实验误差降至最小,使结果真实可靠。因此,合理而科学的实验设计可以提高实验效率和实验结论的可信度,直接影响到科研工作的成败。随机原则、对照原则、重复原则和均衡原则是实验设计过程中常用的四大原则。

一、随机原则

随机原则是指对样本随机抽样和随机分配,使每一个受试对象在实验过程中都有同等概率被分组和处理,从而使得样本的分组、受试和受试顺序是随机决定的,确保每一个样本以机会均等的原则进入实验,避免因主观、客观因素影响实验结果,减少抽样误差,使样本具有代表性。随机原则亦是统计的前提条件,遵循随机原则可保证实验资料能够正确地以统计学方法处理。因此,在受试对象分组时,必须严格遵循随机原则。需要注意的是随机原则有一定的执行方法,随机并非随便,随便会导致系统误差,违反随机化原则。

实现随机的方法有很多,常用的方法有随机数字表法和使用计算机的随机数发生器。随机数字表又称"乱数表",是由随机生成的数字所组成的表格,这些数字在表格上的顺序是随机的,而且出现的次数相同。随机数字表法的优势在于:每个样本被抽取的概率均等;操作简单,仅对样本进行编号,根据随机抽取的编号对号入座即可。

随机数发生器是以计算机对事先选定的号码通过一定的程序做运算。真正的随机数发生器是物理性随机数发生器,如掷骰子、掷钱币、转轮等。然而在实际应用中,使用最多的还是伪随机数发生器。之所以称之为伪随机数发生器,是因为它们是通过固定且可重复的计算方法,对事先选定的随机种子做运算,此法产生的随机数通过计算而得出,虽然具有类似于随机数的统计特征,却并不算真正的随机数,因此被称为伪随机数。SPSS软件是科研工作中常用到的随机数发生器。

二、对照原则

有比较才有鉴别,通过比较可以显示事物之间的差异。在实验中设置与实验组比较的对照组,以不同方法处理各组,然后分析比较其结果,这就是所谓的"对照原则",是实验设计中的重要原则。设置对照组,其本质是为实验设置一个"参照物",因为"高与低""上与下""长与短""快与慢"等,都是一事物和与之同类的另一事物相对而言的。可以说,实验组的效应实际上是通过对照组来显示的。

实验中设置对照组可更好地评判实验结果的科学性和真实性,避免产生错误的结论。

实验过程中,能够影响结果的非实验因素是多面且复杂的,有些还难以控制,包括实验环境、实验条件、生物之间的个体差异等。解决的办法就是设立对照组,使实验误差能够消减至可被认同的程度,使实验结果具有说服力。因此,对照原则在实验设计中具有重要的意义和作用。

一般情况下,对照组必须满足"对等""同步"和"专设"这三个原则,但根据实验的实际情况,也有例外。对等原则是指除处理因素外,对照组与实验组在非处理因素上需对等;同步原则是指对照组与实验组在整个研究过程中,处于同一空间和时间;专设原则是指对照组是为同一实验中相应的实验组而专门设置的,不可借用别人的实验结果为本实验做对照。

根据对照形式的不同,对照组有以下几种类型:

(1)按对照物内容,对照组一般可分为空白对照、实验对照、标准对照、安慰剂对照。

①空白对照是指对对照对象不给予任何处理因素,以便排除它们对实验结果的干扰,用以评定测量方法是否准确,以及实验是否处于正常状态。空白对照在植物、细胞、动物实验中常被采用;若在临床实验中采用,须确认空白对照的措施对实验结果有无影响,会不会延误对照患者的诊断、治疗和康复。

②实验对照是指采用与实验组相同的条件处理对照组,但不施加处理因素,只施加某种与处理因素相关的实验因素。凡实验过程中采用了对实验结果有影响的操作、药品、试剂等处理因素,都应该设立实验对照组,如动物实验中的假手术组就是一种典型的实验对照。

③标准对照是指不设立专门的对照组,只用现有的标准值或正常值做对照。根据是否会出现预期结果,又分为阳性对照和阴性对照。凡是一定会出现预期结果的为阳性对照,一定不会出现预期结果的是阴性对照。需要注意的是,阴性对照和空白对照不一定能画等号,二者区别在于,空白对照没被施加处理因素,而阴性对照被施加了特定的处理因素。一般将以正常参考值作为对照也称为标准对照,新药成分研究常采用标准物进行对照。

④安慰剂是一种"模拟药物",其包装、外观、重量、味道、给药途径与受试药物相同,却无受试药物所具有的有效成分,仅能起暗示作用。给对照组使用安慰剂,即安慰剂对照。设置安慰剂对照的目的是消除药物以外因素(如患者的心理因素)影响所产生的偏倚,以便更为准确地判断药物疗效。需要注意的是,临床研究中,在不损害患者健康的前提下,才可使用安慰剂对照,否则违背伦理。

(2)按对照方式,可分为配对对照、交叉对照、相互对照和潜在对照。

①配对对照是指对同一对象做两种处理(如以同一个体左右两侧做对比),或对前后不同时间的同一个体做对比(如同一患者治疗前后的变化),抑或将条件基本相同的两个对象配对做对比(如同卵双胞胎或同窝动物配对做对比)。

②交叉对照是指对受试者分组后,使用两种不同的处理措施,然后相互交换处理措施,实验结束后再进行综合评价。如将同一批实验动物随机分为两组,第一组以甲药处理,第二

组以乙药处理。用药一段时间后,将两组交换,第一组以乙药处理,第二组以甲药处理。

③相互对照是指不单独设置对照组,而是实验组之间相互对照,用来比较几种处理因素的效应差异。

④潜在对照是指以"历史上从未发生(实际并无对照组存在)",或者历史上曾发生为数不多的几例为对照。由于其特殊性(如"历史上从未发生"),故可对现有处理因素的效应做出明确的判断。如第一例试管婴儿成功的报告,第一例克隆哺乳动物成功的报告。

(3)按对照的时间,可分为同期对照、历史对照。

①同期对照又称为平行对照,是在同一时期内平行地观察对照组与实验组,可比性强,常被采用。

②历史对照即不设立对照组,而是以既往的研究结果与本次研究结果相对比。由于双方所处的时间、空间差异比较大,且历史与现在的各种非实验因素不可能完全一致,故此种对照可比性差,不建议采用。但是如果考核的是时间因素带来的变化,则可采用历史对照。

三、重复原则

采用重复原则的目的在于控制实验中的随机误差,避免实验的偶然性,使实验结果表现的是其必然规律。重复原则一般有重复取样、重复测量和重复实验三层含义。

(一)重复取样

重复取样是指从同一个受试对象多次取样并测量某指标,其目的是观察各受试对象中该指标含量是否分布均匀。

(二)重复测量

重复测量是指在不同的时间点,从同一个受试对象多次取样并测量某指标,该目的是观察随着时间推移,该指标的动态变化情况。如患者接受某种治疗后,随着时间推移,多次测量该患者体内某指标的动态变化。

(三)重复实验

实验设计中所讲的重复原则一般指的是重复实验。重复实验有两层含义:一是指任何实验结果都应该能够被重复,若一个实验结果不能被重复,那么这个实验是没有科学性的,其结果亦不可靠;二是指实验各组内有足够大的样品量,使得在相同的实验条件下,能够以不同的样品反复重复同一个实验,避免实验结果的偶然性。如成年人的血压值千差万别,若要得出正常成年人的血压值,只测量一个人的血压是得不出结论的。只有测量大量正常成年人的血压,即通过大量的重复实验,才可得出该值的取值规律性。如此重复实验,才可使实验结果的平均值接近真实值,准确地表现出实验组与对照组的差异。因此,要实现重复原则,对照组和实验组都应该有一定数量的样品量。虽然样品量越大,实验被重复的次数越多,结果的可靠性也就越大,但过度追求样品量,无限度地重复实验会增加人力、物力、时间和经费的负担,导致不必要的浪费。而若样品量过少,则实验结果没有统计学意义,难以说明问题。因此,适当的样品量非常必要。

四、均衡原则

均衡原则是要求同一实验的各组之间,除处理因素不同外,所有非处理因素方面应尽可能保持均衡一致,如此实验各组之间才具有很好的可比性。实验设计四原则中,均衡原则是核心,贯穿于随机原则、对照原则和重复原则中,并与这三原则密切相关。

除处理因素外,实验结果还受其他非处理因素的影响。若对这些非处理因素,尤其是一些对实验结果影响较大的非处理因素做不到组间均衡,则可能会对实验造成干扰,使结果有偏差。均衡原则可解决这一问题。具体的方法是先对非处理因素分层处理,然后在层内做随机处理。如研究某降压药的降压效果,受试对象的高血压有一级、二级之分。若对样本直接采用随机原则进行分组,则小样本实验可能会出现严重不平衡状态,各组内一级、二级高血压患者混杂不均,实验结果有偏差。解决办法是可先将受试对象按照其血压一级、二级进行分层,然后在每一个层内继续按照随机原则分组。如此才可做到组间均衡,减少误差,提高实验的精确性。以上仅以高血压分级为例,实际实验中,若受试对象为患者,需要注意分层的不仅是患者的病情,根据不同疾病影响与实验目的,还要在患者的病程、病变部位、并发症、性别、年龄、生活方式等诸多非处理因素上尽量保持均衡一致,才可使组间可比性增强,避免不均衡的非处理因素影响实验结果。同样道理,若受试对象为实验动物,一般要求动物的种属、月龄、性别和体重等因素在各组间保持均衡一致。

除了以上四原则外,实验设计中还应注意盲法原则。

盲法是指研究过程中,受试对象不知道其所在的组别及其接受的是何种处理,而实验参与者视情况而定是否知情。盲法原则可避免实验过程中心理因素的影响和人为的干扰,使研究结果更加真实可靠。实验过程中,一般会有实验执行者、受试对象、资料分析者。根据"盲"的对象不同,盲法主要分为单盲、双盲、三盲三种类型。

1. 单盲法

单盲法是指实验过程中,受试对象不知道分组和施加的处理因素情况。单盲法的优点是简单易行,可避免受试对象的主观因素影响研究结果导致结果有偏差。其缺点是不能避免实验执行者主观因素所产生的偏倚。因此,单盲法实验结果的客观性和可信度虽优于非盲法实验结果,但低于双盲法。单盲法有利于临床实验执行者更好地观察和掌握受试对象的病情,一旦受试对象病情发生变化,实验执行者可及时采取对应措施,保证受试对象的安全。

2. 双盲法

双盲法是指实验执行者和受试对象都不知道分组情况和受试对象接受的是哪种处理因素,待实验结束后方可"揭开谜底"。控制分发实验药物、分析资料等,由处于"局外"的实验设计者或实验管理者来完成。双盲法的优点是可避免来自实验执行者和受试对象的主观因素影响而造成的偏差。因此,新药临床研究十分强调采用双盲临床实验。缺点是因各种原因容易造成盲底泄露,如有特殊副作用的药物容易被实验执行者发现,因而"破盲"。另外,临床进行双盲实验时,若受试对象病情突然发生变化,实验执行者因"被盲"而不能及时判断和处理,会延误受试对象的病情,所以双盲实验不适用于危重患者。实验设计者设计临床双盲实验时,必须同时制定一些措施,在出现突发意外时,可及时揭盲抢救治疗。

3. 三盲法

三盲法是指实验执行者、受试对象、资料分析者三方都不知道受试对象的分组情况和受试对象所接受的是哪种处理因素。三盲法其实就是双盲法的扩展,目的是避免双盲实验在后期资料分析时产生偏倚。其优点在于可将偏倚减少到最低程度,使实验结果更加符合客观情况,更加可靠。三盲法的缺点与双盲类似,当受试对象的病情突发意外时,容易造成延误治疗,且这种方法对研究的安全性要求较高,实验设计复杂,执行的难度较大,容易失密。同双盲法一样,临床使用三盲法时,也必须同时制定一些应急措施,在出现突发意外时,可及时揭盲抢救治疗。

并非所有的实验都可运用盲法。因此,除盲法原则外,还有非盲法评定,也称开放实验,即实验执行者、受试对象、资料分析者都知道实验分组情况,以及受试对象所接受的是什么处理。非盲法的优点是易于设计和实施,所有实验参与者都了解分组情况,能够发现患者在实验过程中出现的问题,便于及时处理突发意外。缺点是易受来自各方的主观因素影响,产生偏倚。

第三节　实验设计基本格式

实验设计的基本格式包括以下几个方面:实验命题、该实验的主持人和参与人、摘要和关键词、前言和选题依据、研究对象、实验器材和药品、实验方法、对实验过程的记录和实验数据统计学处理方法、实验进度计划和预期研究成果、研究经费预算、参考文献。

一、实验命题

为实验拟定一个合适的题目,即实验命题。实验命题要有一定的意义,一般包括三个部分:研究对象、研究目的、研究内容和方法。设计一个实验的目的是解决一个问题,因此,作为实验的名称,该命题是对实验的高度浓缩表达,是实验的总纲和指导中心。实验命题须做到意义准确、突出主题、规范简洁,以最少而规范的文字表达出最丰富而清晰的信息,使人通过阅读题目,即可对该实验一目了然。命题切忌不集中,如命题过大、过于模糊笼统、名不副实,甚至哗众取宠,使研究思路无法集中,阅读者要通过猜测或反复思考才明白题目的含义。

二、主持人和参与人

科研实验是一个较为复杂的过程,难以全程由一个人完成,这就需要由一个实验负责人带领数个成员共同完成。实验负责人在实验过程中起着总体设计、统筹规划、协调工作的重要作用,负责人根据实验参与者的特长给每个成员合理分派任务,使每个成员在研究过程中各司其职,共同协调完成该实验。

三、摘要和关键词

摘要是整个实验的内容梗概,简明扼要地说明整个实验的主要内容。通过阅读摘要,可让读者快速了解你要做什么、有没有新颖性和科学意义。摘要之后,须写出关键词。关键词可反映你的实验设计所包含的领域、主题和研究的问题等,须符合检索要求。

四、前言和选题依据

此部分包括实验的背景分析、实验构想和研究意义。背景分析主要叙述该研究的历史和现状,如前人是否研究过类似课题,该课题有什么意义和价值,已研究到什么程度,目前还存在什么尚未解决的问题;实验构想是基于对目前研究背景的分析,实验设计者对该实验有什么构想和假说,计划以何种实验思路和方法验证假说;研究意义是要回答一个问题:为什么实验设计者要进行此项实验研究?因此,这部分应重点分析选题价值,即这一问题是依据什么临床经验或动物实验而来的,创新点是什么,若解决该问题,会有何意义和价值。此部分要摆事实、讲依据,具体而不抽象,令人信服。

五、研究对象、器材、药品

此部分要明确研究对象及各组对象的数目,并说明依据。比如,研究对象是人、动物、器官、细胞、微生物还是药用植物,研究对象是正常的还是病理的,等等。若实验对象为动物,则应确定其种属、品系、性别、体重、年龄等,以及动物模型的造模方法。若研究对象为患者,应规定诊断标准,阐述诊断标准的依据,并选择患者的性别、年龄等标准。实验的主要器材应标明名称、厂家和型号。药品应写明名称、纯度、厂家、批号、给药剂量标准。

六、实验方法

实验须依靠实验方法来进行。实验方法包括处理因素及其性质、强度和施加方法,观察实验效应的指标、检测方法和评判标准，数据结果的收集方法，等等。

七、实验记录和统计学处理

设计者根据实验方案，预先设计好原始数据记录表格和数据整理表格，规定如何记录原始数据，如何整理数据，以及如何对数据进行统计学分析。

八、实验进度计划和预期成果

实验进度计划包括实验过程中，几项主要工作的进度计划，完成主要指标的预期时间。预期成果是指通过该实验，能得到哪些预期研究结果，并以何种方式呈现，如论文、专利、书籍等。

九、研究经费预算

研究经费预算大体包括科研业务费，如实验数据的测试、分析费，实验过程中需要的能源、动力费，会议交流费，查阅文献、实验结果出版或信息传播费等；实验材料费，如实验的原材料、试剂、药品购置费；仪器设备费；等等。

十、参考文献

参考文献是实验设计过程中所参考的文献，要遵照参考文献的标准格式，在实验计划文末详细列出，且格式保持统一。

第二章 中医学实验常用动物

第一节 中医学实验常用动物的生物学特性

在中医学基础实验中,以动物实验为主,是否熟悉实验动物的生物学特性很大程度上影响实验的成败。目前用于医学研究的实验动物有 30 余种,其中较常用的有小鼠、大鼠、豚鼠、兔、犬、青蛙和蟾蜍、猪、猫等。以下就中医学基础实验中常用动物的生物学特性进行逐一介绍。

一、小鼠

在动物分类学上,小鼠属脊椎动物门,哺乳纲,啮齿目,鼠科,小鼠属。小鼠是啮齿目中体形较小的动物,实验用小鼠来源于野生小鼠,经过长期人工饲养、培育,已有 500 多个独立的近交系。

新生小鼠体质量为 1.5 g 左右,约 21 日断乳,1.5~2 个月龄时体质量在 20 g 以上可供实验使用。成年雌性小鼠体质量为 18~35 g,成年雄性小鼠体质量为 20~40 g。小鼠性情温顺,但抓取时受惊吓会咬伤抓捕者。

小鼠是生物医学实验中用途最广和最常用的动物之一。小鼠体形小,饲养方便,常用于药物研究,如药物安全性评价试验、药物筛选、生物制品检定等;用于肿瘤学研究,如诱发性肿瘤、自发肿瘤等;用于感染性疾病研究,如病毒性疾病、寄生虫疾病、动物模型等;用于免疫学研究,如动物模型、免疫功能等。

小鼠的饲养,常用全价营养颗粒饲料,少量勤添喂养,有助于减少磨牙造成的浪费。一只成年小鼠的饮水量一般每天 4~7 ml,排尿量每天 1~8 ml。为减少疾病,建议每日清洗水瓶,检查瓶塞是否损坏漏水。小鼠肉眼观察健康标准为:体毛顺滑,反应敏捷,食欲旺盛,两眼有神,全身无伤痕,尾部弯曲,孔窍无分泌物,粪便颗粒呈黑色麦粒状。

二、大鼠

实验大鼠属脊椎动物门,哺乳纲,啮齿目,鼠科。大鼠是野生褐家鼠的变种,遗传学和寿龄较为一致,对实验条件反应也比较近似,被称为精密的生物工具。

新生大鼠体质量为 5~10 g,成年雄鼠体质量为 300~800 g,雌鼠为 250~400 g。大鼠行动较小鼠迟缓,易捕捉,但受惊吓或捕捉方法粗暴时常咬人。大鼠 6~8 周时性成熟,性周期4日左右,妊娠期19～22日,哺乳期21～28日,为全年多发情性动物。其寿命因品系不同而异,平均为2.5～3年。

在生物医学研究中,大鼠常用于内分泌学研究、营养代谢性疾病的研究、行为学研究、药物学研究、心血管疾病的研究、感染性疾病的研究等。如行为学研究中有迷宫试验、奖励和惩罚实验、成瘾性药物的行为学研究。因为大鼠的呕吐反射不灵敏,所以不适宜用于任何有关呕吐的实验研究。

大鼠的饲养与小鼠基本相同,参考本节小鼠部分,仅有部分内容不同。成年大鼠饮水量一般为每日20～45 ml,排尿量每日10～15 ml。大鼠饲养环境湿度不得低于30%,否则容易发生环尾病。另外大鼠排泄物多,排出有害气体也多,鼠笼及室内通风要好,要每日更换垫料。大鼠体形大,饲料和饮水要及时补充。麻醉处理后苏醒的大鼠不宜直接放入垫料中,否则易引起吸入性异物性肺炎。

三、豚鼠

豚鼠又名荷兰猪、天竺鼠、土拨鼠等。豚鼠属哺乳纲,啮齿目,豚鼠科,习性温驯,胆小,耳道宽,耳蜗管发达,听觉灵敏,对外界刺激极为敏感。

豚鼠体形短粗紧凑,头大颈部短,耳郭薄,血管较明显,上唇分裂。豚鼠喜群居,饲养容易,较少斗殴,喜欢安静,性情相对温顺,有专制型社会行为,一雄多雌群体较稳定。饲养豚鼠的适宜温度为18～20 ℃。豚鼠属于晚成性动物,母鼠怀孕期为59～72日。胚胎在母体发育完全,出生后即已完全长成,全身被毛,眼张开,耳竖立,并已具有恒齿,出生后1小时即能活动,数小时能吃软饲料,2～3日后即可在母鼠护理下一边吸吮母乳,一边吃青饲料或混合饲料,生长发育迅速,5月龄可达700 g。

在生物医学研究中,豚鼠是实验动物中最容易致敏的,所以是免疫学研究中过敏性实验的首选动物,常用于平喘药和抗组胺药的实验。豚鼠对结核杆菌敏感,是用于抗结核病药物实验的首选动物;豚鼠皮肤对药物刺激敏感,而且反应与人类相似,可以用于皮肤毒性和过敏性测试;豚鼠对很多病原微生物都敏感,如白喉、钩端螺旋体、霍乱弧菌、沙门菌等,可用于这些病原体感染性疾病的研究;在营养学上,豚鼠自己不能合成维生素C,是研究坏血病的常用动物;豚鼠听觉灵敏,耳郭大,方便中耳和内耳操作,可用于听觉和内耳疾病的研究。另外,豚鼠还可用于妊娠、动物血浆代用品、睾丸炎等方面的研究,也常用于离体心房、心脏实验和钾代谢障碍、酸碱平衡紊乱的研究。豚鼠对缺氧的耐受力强,不适宜用于对各类缺氧实验的研究。

豚鼠的饲养与大鼠、小鼠不同。环境湿度要求50%～60%。饲料应含12%～14%粗纤维,否则会发生黏粪和脱毛。饲料中要补充维生素C。豚鼠不会过食,可以一次多加饲料,每日摄水量80～120 ml,因有吸水蹭身的习惯,夏季更应保证水量。豚鼠更加温顺,不善攀登跳跃,所以操作尽可能轻和稳,环境尽可能安静。

四、兔

兔属于哺乳纲,兔形目,兔科,是草食性哺乳动物。兔体形中等,耳郭大,耳静脉粗,易于耳缘静脉注射。兔嘴小,喉部狭窄,气管插管较困难,进行吸入麻醉易导致喉痉挛。兔性情温顺,胆小易惊,喜独居,喜安静、清洁、凉爽、干燥的环境,耐寒不耐热,耐干不耐湿,不能忍受污秽的条件,具有夜行性、嗜睡性,喜磨牙、啃土、扒土。

兔生长发育迅速,4~6个月达到性成熟。兔属于刺激性排卵类型动物,交配10~12小时排卵,生育年龄5~6年,寿命为8~10年。兔的心脏传导组织中几乎没有结缔组织,其主动脉窦没有化学感受器,只有压力感受器,所以减压神经与迷走神经、交感神经干完全分开。兔是单胃,其盲肠发达,大约占腹腔的1/3,在其回肠末端有一个淋巴组织样结构,并开口于盲肠,有发达的肌肉组织,囊壁内富含淋巴滤泡,除具有消化吸收功能外,还有类似腔上囊的功能。兔肾为单乳头肾,易于插导管。

在生物医学研究中,兔耳静脉和动脉粗,便于静脉注射、灌胃和取血,是医学实验教学常选动物,可用于免疫学研究;兔体温变化敏感,对多种发热物质均能产生稳定的发热反应,常用于发热研究和热原实验;兔眼球较大,呈近圆形,便于手术操作,常用于眼科研究;兔对很多致病菌和病毒敏感,适用于多种微生物研究;兔具有刺激性排卵特征,可进行生殖生理和避孕药的研究。另外,兔还用于血压、呼吸、尿生成等多种实验,用于酸碱平衡紊乱、炎症、缺氧、水肿、发热、休克、弥散性血管内凝血(DIC)、心功能不全等研究。

兔的饲养应注意环境干净,不可高温高湿,从断乳至3~4月龄可群养,以后需单笼饲养。成年兔一般每日摄食100 g左右,要注意饮水充足,适量添加饲料,笼舍勤清扫。

五、犬

犬属哺乳纲,食肉目,犬科。犬的嗅觉、听觉灵敏,喜近人,易驯养,喜主人轻抚摸头颈部。犬对环境适应能力强,能耐热、耐冷,喜活动,运动量不足会影响受孕。犬为肉食性动物,对动物蛋白和脂肪需求高,可杂食。成年雄犬爱斗,有合群欺弱的特性。

犬的血液、循环、消化和神经系统都很发达,内脏构造及其比例与人类相似,但有阴茎骨,没有锁骨。犬视觉不发达,正面近距离看不清,色感差,是红绿色盲。听觉和嗅觉十分灵敏,听力是人类的16倍,嗅觉能力是人类的1 200倍。犬味觉极差。犬大脑发达,与人类相似,一些慢性高级神经活动实验可选用。犬一般在8~12月龄性成熟,一般每年发情2次,多在春季3—5月和秋季9—11月各发情一次,一般为4~12日。妊娠期58~63日,哺乳期45~60日,生育期约10年。一胎产仔2~8只。寿命为10~20年。

犬是医学实验中较常用的大型动物,但由于价格贵,主要用于科研实验,一般教学实验并不常用。在生物医学研究中,因解剖生理特点接近人,易饲养,经调教后能配合实验,故广泛用于心血管外科、脑外科、器官组织移植等的研究;犬血液循环系统发达,可用于各种新药的药效学、药代学的研究;犬具有发达的神经系统,可用于脊髓传导实验等基础生理研究。另外,犬心脏内浦肯野纤维粗大,是研究心肌生理的重要实验动物。

实验用犬可以笼养,犬舍应干燥,不宜过于潮湿,夏季防蚊,冬季保暖。饲料须全价营养膨化颗粒饲料,定时、定质、定量投放。犬舍每日冲洗,每2周消毒1次,新入犬要用药皂清洗,剪爪甲,进行检疫,注射疫苗和做相应检查。

六、青蛙和蟾蜍

青蛙和蟾蜍属于两栖纲,无尾目。青蛙属蛙科,蟾蜍属蟾蜍科。青蛙和蟾蜍多生活在田间、池塘等潮湿环境中,以昆虫等幼小动物为食。冬季多潜伏在土壤中冬眠,春天出土,生殖季节在水中产卵,体外受精。青蛙和蟾蜍幼体似小鱼,用鳃呼吸,称作蝌蚪,以水中植物为主要食料。经过变态发育为成体,尾巴消失,到陆地上生活,用肺呼吸,同时其皮肤分泌黏液,帮助呼吸。雄蛙头部两侧各有一个鸣囊,是发声的共鸣器,而蟾蜍没有鸣囊。蟾蜍背部皮肤上有许多疣状突起,是毒腺,可分泌蟾蜍素,尤其以眼后的椭圆状耳腺分泌毒液最多,可提炼贵重中药蟾酥。青蛙和蟾蜍在我国分布广泛,夏秋季节各地都容易捕捉,也易饲养,在实验中用途较广。

青蛙和蟾蜍是医学实验中常用的动物,特别是在生理、药理学实验中,更为常用。蛙类的心脏在离体情况下仍可有节奏地搏动很久,所以常用来研究心脏的生理功能、药物对心脏的药理作用等。蛙的腹直肌可以用于鉴定胆碱能药物。蛙类的腓肠肌和坐骨神经可以用来观察外周神经的生理功能,以及药物对周围神经、横纹肌或神经肌肉接头的作用。蛙还常被用来做脊髓反射、脊髓休克和反射弧的分析实验,蛙的肠系膜是观察微循环和炎症的标本。在肾功能不全、水肿的模型中常采用蛙类动物。另外,还常利用蟾蜍下肢血管灌注方法,观察乙酰胆碱和肾上腺素等药物对血管的作用等。在临床检验工作中,还可用雄蛙做妊娠诊断实验。

七、猪

猪属哺乳纲,偶蹄目,野猪科,猪属。猪在形态学、生理学、发病机制等方面和人类较为相似,且不受动物保护主义及伦理问题影响,是重要的实验动物。猪是杂食性动物,以食用植物性饲料为主,性情温顺,嗅觉灵敏,喜用吻突拱食槽和圈舍。猪3~4个月达到性成熟。

在生物医学研究中,因为猪的心血管系统与人类相似,常作为研究动脉粥样硬化的动物模型;猪的饮食结构、胃肠道构造等与人类相似,所以常用来制作代谢性疾病动物模型;在皮肤烧伤研究中,因其皮肤在形态学和生理学等多方面与人类相似,也成为理想的实验动物;

猪的体形大小和驯服习性允许进行反复采样和进行各种外科手术,在外科学中常用。肿瘤研究、药理学、口腔医学、营养学、血液学、内分泌学、器官移植等方面都常用猪做实验动物。另外,猪的基因多样,繁殖周期也短,一窝产仔较多,也便于根据特殊需要进行科学选育。

猪一般是圈养、群养、种猪单养。猪耐热不耐寒,适宜温度是 18~25 ℃,空气相对湿度 40%~75%。猪自由饮水,每日 2~3 次喂养全价颗粒饲料,房舍每日清扫,每周消毒 1 次,每年 2 次预防接种。

八、猫

猫属哺乳纲,食肉目,猫科,猫属。猫有短毛猫和长毛猫之分,有黑色、斑条色和伴性遗传橙色等毛色型品系。生理学特征及对疾病反应与人类相似,常用于实验研究。

猫聪明,性情孤僻,胆小,喜欢舒适、明亮、干燥的环境,习惯固定地点大小便。喜欢食用鱼、肉,对环境变化敏感。猫 6~10 月龄性成熟,除了三伏天外,常年发情,属季节性多次发情动物。发情时,表现为身上有异味,四处排尿,发出连续不断且大而粗的叫声。猫性周期平均为 12 日;发情持续期 3~7 日,平均 4 日;求偶期 2~3 日。雌猫为刺激排卵,在交配刺激后约 24 小时排卵,妊娠期 60~68 日;每胎产仔 3~5 只,新生仔猫不睁眼,生后第 9 日才有视力。仔猫哺乳期为 60 日。离乳后 4~6 个月,雌猫开始发情,此时交配则受孕率最高。

在生物医药研究中,猫能够耐受麻醉与脑的部分破坏手术,且在手术时能保持正常血压,利于实验开展。在神经系统功能代谢研究中,常用猫做大脑僵直、姿势反射实验;在循环功能实验中,用于观察药物对血压的影响;猫血压恒定,对药物反应灵敏,与人类很相似,血管壁坚韧,便于手术操作等,可用于循环功能的急性实验;猫的呕吐反射和咳嗽反射比较灵敏,可用于镇吐和镇咳方面的实验。

第二节 实验动物的选择

每一项科学实验研究都有其最适宜的实验动物,选择何种实验动物作为实验对象是医学科学研究工作中的一个重要环节。不管是临床研究还是实验室研究,均离不开实验动物。实验动物是实验室研究的主要研究对象,每一项实验都要慎重选用实验动物来做科学研究,选择不恰当的实验动物进行实验,得不到准确的实验结果,甚至结果相反。

一、实验动物的选择原则

虽然不同种类动物的生理特征与人类的某些生理特征较为相似,但不同种属的动物对同一疾病刺激的敏感程度不同。在医学基础实验中,实验动物的选择非常重要,应遵循以下原则:

(1) 根据实验动物与人类结构、功能、代谢、进化程度及疾病特征相似的原则选择动物。如群体分布与人类相似,在局部与人类的器官结构相似。猫的神经系统较为发达,具有耐长时间麻醉的能力,常用于进行神经系统急性实验的研究,如用于神经冲动的传导、感受、姿势反射、去大脑僵直以及机体在受到刺激时各系统产生反应的机制等方面的研究。

(2) 根据动物解剖生理特点符合实验目的的原则选择动物。如选用对某些药物有特殊反应的动物,超敏实验常首选豚鼠。大鼠的垂体-肾上腺系统发达,常用于应激反应和垂体-肾上腺内分泌实验的研究。另外,由于大鼠和仓鼠没有胆囊,所以不能做胆囊功能实验,但可以用来做胆管插管,收集胆汁,进行消化功能的研究等。

(3) 根据实验动物是否患有类似人类疾病的近交系或突变系的特点选择动物。如高血压的实验研究常首选大鼠、兔、犬等,各种肿瘤实验常选择小鼠。

(4) 根据标准化原则选择实验动物。动物遗传背景明确,饲养环境可控制等,都能满足科研需要,能保证实验结果的可重复性和均一性等。

(5) 根据实验动物的易获得性及所选动物的实验费用等选择动物。

另外,还要考虑实验动物的品系是否符合实验要求,以及动物年龄、体重等问题。同一类实验可选择不同的动物,同一种动物也可用于多种实验。如离体肠管实验可选兔、大鼠、小鼠、豚鼠等,离体血管实验可选兔耳血管、兔的主动脉、大鼠后肢血管、蛙的下肢血管等,而离体心脏实验可选兔、蛙、豚鼠等。

二、实验动物的个体选择

(一) 实验动物的年龄与体重应符合实验要求

一般幼龄动物较成年动物敏感,我们应根据实验目的选用适龄的动物。长期或慢性实验应选用年幼的动物,短期或急性实验应选用成年动物,而老年病研究应选用老龄动物。一般来说动物年龄可根据体重大小来估计,成年的小鼠为 $20\sim30$ g,大鼠为 $180\sim250$ g,豚鼠为 $450\sim700$ g,兔为 $2.2\sim2.5$ kg,猫为 $1.5\sim2.5$ kg,狗为 $9\sim15$ kg。同一批实验所用动物的年龄应基本一致,体重应大致相近。

(二) 实验动物的性别应符合实验要求

实验证明,不同性别动物对同一致病刺激的反应可以不同。即使对性别无特殊要求的实验,在选择动物时也应做到雌雄各半,以免由性别差异造成误差。造成性别差异有可能与性激素等有关。

实验动物性别的鉴别要点有:

(1) 雄性动物阴囊内睾丸下垂,热天尤为明显,用拇指和食指按压生殖器部位,可露出阴茎。

(2)雄性动物的尿道与肛门较远,雌性则较近。

(3)成熟雌性动物腹部可见乳头,妊娠期尤为明显。

(三)实验动物的生理状态应符合实验要求

一般来说,无特定病原体(SPF)动物和清洁级动物都被认为是健康动物,但其中有时也有异常或病理动物。动物的饥饿、睡眠不足、发情、怀孕、哺乳等特殊生理状态会导致机体反应差别很大,在个体选择时应充分考虑。健康动物的判断标准:发育正常,体态丰满,被毛有光泽,眼睛有神而明亮,反应灵活,运动自如,食欲良好;眼球结膜无充血,瞳孔等圆清晰,鼻黏膜处无分泌物,无鼻翼扇动、打喷嚏、躁动不安等现象;皮毛颜色鲜亮,皮毛清洁、柔软、有光泽,无脱毛、蓬乱和真菌感染;呼吸均匀,腹部无膨大隆起;外生殖器无损伤,无脓痂,无异味黏性分泌物;动物爪趾无咬伤,无溃疡,无结痂;等等。

第三章　中医学实验动物的基本操作技术

第一节　实验动物的捉拿、固定和编号

一、实验动物的捉拿、固定

为保证实验顺利进行，应掌握正确捉拿、固定动物的方法，以避免损害动物健康，影响观察指标，并使操作者不被动物咬伤。

捉拿、固定动物的方法依实验内容和动物种类而定。首先必须对各种动物的一般习性有所了解，务必仔细、敏捷、准确、熟练。必要时实验人员可戴上手套等防护用具。由于不正确的捉拿和固定方法可能导致动物体内某些生理、生化指标的改变，因此，捉拿和固定方法正确与否是动物实验成功与否的最基本要素。

二、常见的各种动物捉拿与固定方法

（一）小鼠的捉拿、固定

小鼠性情较温顺，一般不会咬人，比较容易抓取固定。抓取时，先用右手将小鼠尾巴提起，置于鼠笼或粗糙的平面上向后拉，在小鼠向前挣扎行进时，用左手拇指和食指抓住小鼠的两耳后颈背皮肤，翻转鼠体置于左掌心，把后肢拉直，以小指压住鼠尾即可。这种固定方式能进行实验动物的灌胃、皮下、肌肉和腹腔注射，以及其他实验操作。在一些特殊实验中，如进行尾静脉注射或尾静脉采血时，可用小鼠尾静脉注射架固定。

（二）大鼠的捉拿、固定

大鼠的抓取基本同小鼠，但大鼠较小鼠牙尖性猛，抓取时应小心，为避免咬伤，可戴上帆布手套。如果进行腹腔、肌肉、皮下等注射和灌胃时，同样可采用左手固定法，用拇指和食指捏住鼠耳，余下三指紧捏鼠背皮肤，置于左掌心中，这样右手即可进行各种实验操作。当取尾血或进行尾静脉注射操作时，将大鼠固定在特定的固定器中，固定装置与小鼠的相似。进行外科手术或解剖等操作时，需使用固定板。

（三）豚鼠的捉拿、固定

豚鼠较为胆小易惊，不宜强烈刺激。抓取时必须稳、准、快。一般先迅速扣住鼠背，抓住

其肩胛上方，以拇指和食指环握颈部，另一只手托住豚鼠臀部。固定的方式基本同大鼠。注意抓取时不能太粗暴，不能用力抓取腰腹，否则容易造成肝破裂而致其死亡。

(四)兔的捉拿、固定

实验家兔多数饲养在笼内，抓取时先轻轻开启兔笼门，一般以右手将兔的两耳轻轻地压于手心内，抓住兔颈部的毛皮提起，然后左手托其臀部或腹部，让其体重的大部分集中在左手上，这样就避免了抓取过程中的动物损伤。在进行腹腔或肌肉注射时，可由助手用一只手抓住兔颈背部皮肤，另一只手抓住兔的两后肢，将兔固定于实验台上，操作者可进行注射操作。进行兔耳缘静脉给药或采血时使用兔盒式固定器，固定器将兔身体牢牢固定住，而耳朵充分暴露出来，便于操作者操作。若进行心脏采血、测量血压、手术等操作，可用兔固定板固定，即四肢拉直固定在台四周的固定夹上，头也以固定夹固定。

三、实验动物编号的标记方法

动物实验开始时，需要做的第一项工作通常就是对实验动物进行随机分组和编号标记。编号的目的是便于实验者观察每个动物的变化，并为下一步进行的分组工作做好准备。因此，良好的标记方法应满足号码清晰、耐久、简便和适用的要求。

(一)染色法

染色法是使用化学药品在动物明显体位被毛上进行涂染以识别动物的方法。染色法一般适用于白色大鼠、白色小鼠、白色家兔和豚鼠等动物的短期实验。常用的染液有3%~5%的苦味酸溶液（黄色）、2%的硝酸银溶液（咖啡色）、0.5%的中性品红溶液（红色）。标记时，用棉签或卷着纱布的玻璃棒、止血钳等蘸取少量上述溶液，在动物体的相应部位逆毛流方向涂上有色斑点。若实验时间较长，采取此种编号方法时，可能由于动物之间被毛互相摩擦、尿、水浸湿被毛等原因致有色斑点颜色变浅甚至消失，须在实验进行中补涂染液，使编号清晰。

一种染色法编号的原则是"先左后右，从前到后"。左前腿部为1号，左侧腰部为2号，左后腿部为3号，头部为4号，腰背部为5号，尾部为6号，右前腿部为7号，右侧腰部为8号，右后腿部为9号，不涂色的为10号。用单一颜色可标记1—10号。如果动物数量超过10只，可用两种颜色共同标记，即一种颜色代表十位，另一种颜色代表个位，这样可标记到99号。

我们在工作中常用另一种染色法来标记动物。此法的编号原则为：编号顺序按顺时针方向，头顶部为1号，右前肢为2号，右侧腰部为3号，右后肢为4号，尾根部为5号，左后肢为6号，左侧腰部为7号，左前肢为8号，背部为9号，不标号则为10号；当标记10只以上的动物时,要求后面的数字要大于前面的数字,如有 23 号、46 号、79 号、123 号等,而没有 32 号、64 号、97 号、321 号等。例如,用苦味酸在右后肢涂上斑点,再在左后肢涂上斑点,即代表 46 号。此种编号方法只需一种染液即可标记数量较多的动物。

(二)穿耳孔法

穿耳孔法是用动物专用的耳孔器在动物耳朵的一定位置打一小孔或打成缺口来表示一定号码的方法。这种编号方法适用于长期实验及体毛颜色较深不易着色的动物。打孔原则为左耳代表十位数,右耳代表个位数。应用打孔法时常用消毒滑石粉涂抹在打孔局部,以防止孔口愈合。

(三)烙印法

烙印法是用烙印钳将号码烙压在大中型动物无体毛部位或明显部位,如耳、面部、四肢等,然后用酒精为溶剂的染料涂抹。需要注意使用此法编号时烙印部位的污染问题,应预防感染。

(四)针刺法

针刺法是采用人工针刺号码打号,然后涂以酒精黑墨即可。可用于在家兔、犬等的耳部进行标记。也可采用市售动物专用打号器,原理与此相同,带有不同数字和符号的针刺字号可根据需要选择使用。

(五)剪尾法

剪尾法是将动物尾尖部剪去,一般用于大鼠、小鼠的分组,但仅限于将两组动物区分开,无法给每只动物编号。需要指出的是若需进行尾尖取血,此法不适用。

动物的编号方法虽然有一定的原则及规范,但在实际工作中须灵活应用,有时常常两种编号方法互相配合使用。而编号也不仅仅局限于上述几种方法,在确保编号清晰、耐久、简便和适用的前提下,根据具体实验的特点,实验者可因地制宜地给动物编号。

第二节 实验动物的给药

实验动物常用的给药途径和方法是多种多样的,可根据实验目的、实验动物种类和药物剂型等情况确定。

一、经口给药方法

(一)口服给药

口服给药是将药物放入饲料或溶于饮水中,让动物自由摄食的方法。这种方法简单易操作,但由于动物的状态和嗜好不同,饮水和饲料的摄取量不同,药量难以控制。对于猫、犬等大动物的固体药物的投入,如片剂、丸剂等可徒手经口给予。给药时,掰开动物上下颌,将药物置于其舌根,让其自由吞咽。

(二)灌胃给药

灌胃给药是指借助器械将药物直接灌入动物胃内的方法。这种方法可准确控制给药量,但操作时应注意不要损伤动物。适用于大鼠、小鼠、豚鼠、家兔等动物。

1. 大鼠、小鼠、豚鼠灌胃给药

应使用灌胃针头,接上注射器即成灌胃器。大鼠灌胃针一般长6~8 cm,小鼠灌胃针长5~7 cm。灌胃操作时左手固定大鼠、小鼠,使动物呈垂直体位,右手持灌胃器,将灌胃针插入动物口中,与食管成一直线,再将灌胃针沿咽后壁徐徐插入食道。灌胃针插入时应无阻力,若感到阻力或动物挣扎时,应立即停止进针或将针拔出,以免损伤、穿破食管或误入气管。一般成年小鼠插入食管的深度为3~4 cm,大鼠或豚鼠为4~6 cm,即可将药物注入。小鼠常用的灌胃量为0.2~1 ml,大鼠为1~4 ml,豚鼠为 1~5 ml。

2. 兔灌胃给药

需要一个竹制或木制的开口器和一根用于灌胃的12号或14号导尿管。灌胃时将开口器放于动物上下门牙之间,固定于舌之上,然后将导尿管经开口器上的小圆孔插入,沿咽后壁进入食管。此时应检查导管是否正确插入食管,可将导管外口置于一盛水的烧杯中,如不发生气泡,即认为此导管在食管中,未误入气管,可将药液灌入。

二、注射给药方法

(一)皮下注射给药

皮下注射一般选择皮下组织比较疏松的部位,如颈背、腋下、侧腹或后腿皮下。不同动物皮下注射所用的针头号不同,如小鼠需用4号或4.5号针头,兔等需用6号针头。皮下注射时,先用酒精棉球消毒注射部位的皮肤,再以左手拇指和食指提起皮肤,针头取一钝角角度穿刺入皮下。活动针尖,若针尖易左右摆动,表明已刺入皮下。然后轻轻抽吸,如无回流物,可缓慢注射药液。完毕后缓慢拔出针头,用脱脂棉按压一下针刺部位,以防止药液外漏。

(二)皮内注射给药

皮内注射是将药液注入皮肤的表皮和真皮之间,用于观察皮肤血管通透性变化或皮肤变化。大鼠、小鼠、豚鼠、兔等动物皮内注射常选择背部脊柱两侧的皮肤。操作时须先将注射部位及其周围的被毛脱去,消毒后用左手按住皮肤并使之绷紧,右手持结核菌素注射器连

4号细针头,针头与皮肤呈30°角,让针头的横断面朝上,紧贴皮肤表层刺入皮内,然后再向上挑起并稍刺入,即可注射药液,此时可见皮肤表面出现一小丘疹状隆起,停留片刻拔出针头,以免药液从针孔漏出。

(三)肌肉注射给药

大鼠、小鼠、兔等肌肉注射一般选择肌肉发达而无大血管通过的部位,如臀部或大腿外侧或内侧肌肉。大鼠、小鼠大腿肌肉注射时一般选用5号针头,同时应避开坐骨神经的位置。兔等肌肉注射一般选用6号针头。注射时,先将动物固定,右手持注射器,使注射器与肌肉约成60°角,迅速刺入肌肉。

(四)腹腔注射给药

腹腔注射的部位为下腹部腹中线左右两侧1 cm处,为避免伤及内脏,可将动物仰卧固定,处于头低位,使内脏移向上腹。腹腔注射时,注射部位消毒后,右手持注射器从下腹部朝头方向几乎平行地刺入皮肤,针头到达皮下后,再向前进针3~5 mm,针尖能自由活动则说明已刺入皮下。再以45°角斜刺入腹肌,进入腹腔内,此时抵抗感消失。固定针头,回抽针栓,如无回血或尿液,则以一定速度缓缓注入药液。腹腔注射通常选取5号针头。

(五)静脉注射给药

1. 大鼠、小鼠尾静脉注射给药

一般用4号或4.5号针头注射。在操作台上先将动物固定在固定器中,使其尾巴露在容器外,转动尾部使其侧面朝上,用酒精棉球反复擦拭以消毒,并软化表皮角质,使血管扩张。以左手拇指和食指捏住鼠尾两侧,其余手指托起尾巴、夹住尾梢,右手持注射针,使针头与静脉平行(小于30°),从尾端1/4处进针,此处皮薄易于刺入。先缓慢注入少量药液,如无抵抗感,表示针头已进入静脉,可继续注入。注射完毕后用脱脂棉用力按压注射部位以止血。如需反复注射,应尽可能从尾端开始,以后向尾根部方向移动更换血管位置注射。

2. 豚鼠后肢浅背侧足中静脉注射给药

注射时可由助手固定动物,操作者左手捏住动物后肢,使其腿呈伸展状态,找到足中静脉,剪去注射部位的毛,并以酒精棉球消毒;为方便注射,甚至可剪破皮肤,右手持4号针沿向心方向刺入血管,回抽如有回血即可注射,注射后以脱脂棉压迫止血,并包裹伤口。

3. 兔耳缘静脉注射给药

兔耳部血管分布清晰,耳外缘静脉表浅易固定,故常用。先将兔固定在操作台上,拔去注射部位的被毛,用酒精棉球反复涂擦耳部边缘静脉,并用手指弹动或轻揉兔耳,使静脉充盈。然后用左手食指和中指夹住静脉近心端,其余手指夹住耳边缘部分,右手持注射器从静脉末端刺入，并顺血管平行方向刺入 1 cm。若注射时推针有阻力，而且皮肤隆起、发白，表明针头在皮下，未在血管内，须拔出重新刺入。若注射成功，注射器针栓可轻松推动，可见药液在血管内流动。注射完毕拔去针头，用脱脂棉压住针眼片刻。

(六)关节腔内注射给药

此种方法适用于兔给药。将兔麻醉后仰卧位固定于固定台上，除去关节部位被毛，消毒，然后用手从下方和两旁将关节固定，把皮肤稍移向一侧，在髌韧带附着点处上方约 0.5 cm 处进针。针头从前上方向后下方倾斜刺入，直至针头遇阻力变小，然后稍退针，以垂直方向推到关节腔中，通常可感觉到有刺破薄膜的感觉，表示针头已进入膝关节腔内，即可注入药液。关节腔内注射给药常用于关节炎的动物模型复制。

三、涂布给药

大鼠、小鼠常采用浸尾方式经尾皮给药，豚鼠和兔涂布给药的部位通常为脊柱两侧的背部皮肤。给药前先对给药部位进行脱毛处理，将一定量的药液涂在皮肤上，药液经皮肤吸收。涂布给药可以鉴定药物或毒物经皮肤的吸收作用、局部作用、致敏作用和光感作用等。

四、呼吸道给药

以粉尘、气体、烟雾等状态存在的药物或毒气，均须通过动物呼吸道给药。给药时，将动物放入大小适中的磨口广口瓶中，然后在瓶中悬挂由三层滤纸串在一起的滴药装置，根据实验要求在第一层滤纸上滴上所需的受试物，迅速盖上瓶盖，摇匀。接触约 2 h 后，观察动物的反应症状。

第三节 实验动物的麻醉

实验动物的麻醉是指用理化方法消除实验过程中所致的疼痛和不适感觉，保障实验动物的安全，从而满足动物实验研究的需要。此外，从遵循实验动物的"3R(reduction, replacement, refinement, 意为减少, 替代, 优化)"原则的角度出发，实施实验动物麻醉是应采取的必要措施。

一、麻醉前的准备

1. 动物的准备

动物应禁食，大动物须禁食 10~12 h。在麻醉之前应准确称量动物体重。

2. 麻醉剂的准备

检查所选用的麻醉剂的质量、数量、浓度，以及预防麻醉过深所选用的急救器材、药品是否准备齐全。需考虑麻醉剂的纯度问题,不同纯度的同种麻醉剂的麻醉效果往往差别较大。在寒冷冬季,麻醉剂在注射前应加热至动物体温水平。

3. 麻醉剂量和麻醉方法的准备

麻醉的剂量应准确计算。但由于动物个体之间的差异,对药物的耐受性不同,体重与所需剂量并不是绝对成正比,故文献资料提供的剂量仅供参考。实验前,有条件的最好做预实验,从而确定麻醉剂量。

二、常用的麻醉方法

(一)全身麻醉方法

1. 吸入麻醉

吸入麻醉常用的麻醉药品是乙醚、氯仿等挥发性麻醉剂,通常适用于大鼠、小鼠短期操作性实验的麻醉,或用作基础麻醉或注射麻醉的辅助麻醉。一般准备一个玻璃箱及密封性较好的盖子,麻醉时将实验动物放入玻璃箱中,在箱底放入含有吸附乙醚等挥发性麻醉剂的棉球或纱布,并立即盖好盖子,观察实验动物的行为。在室温下乙醚逐渐变成气体挥发,将实验动物麻醉。当动物出现角膜反射迟钝、肌肉紧张度降低时,即可取出动物,进行实验操作。

2. 注射麻醉

注射麻醉操作简便,麻醉时间较长,适用于需长时间麻醉的动物实验。一般采用肌肉、腹腔或静脉注射麻醉。大鼠、小鼠和豚鼠等小动物多用腹腔给药麻醉,较大动物如兔、猫、犬等多用静脉给药麻醉。由于各麻醉剂的作用时间长短及毒性存在差别,在腹腔和静脉麻醉时,一定要控制药物的浓度和注射量。常用麻醉药的剂量及注射途径见表3-1。

表3-1 实验动物常用麻醉药的剂量及注射途径

种类	戊巴比妥钠 剂量/(mg/kg)	戊巴比妥钠 注射途径	硫喷妥钠 剂量/(mg/kg)	硫喷妥钠 注射途径	盐酸氯胺酮 剂量/(mg/kg)	盐酸氯胺酮 注射途径	水合氯醛 剂量/(mg/kg)	水合氯醛 注射途径	乌拉坦 剂量/(mg/kg)	乌拉坦 注射途径
小鼠	35	I.V.	25	I.V.	22~24	I.M.	400	I.P.	—	—
小鼠	50	I.P.	50	I.P.						
大鼠	25	I.V.	20	I.V.	22~24	I.M.	300	I.P.	0.75	I.P.
大鼠	20	I.P.	40	I.P.						
豚鼠	30	I.V.	20	I.V.	22~24	I.M.	200~300	I.P.	1.5	I.P.
豚鼠	40	I.P.	55	I.P.						
兔	30	I.V.	—	—	22~24	I.M.	—	—	1.0	I.P.
兔	40	I.P.	20	I.V.						

注:I.V.为静脉内注射,I.P.为腹膜内注射,I.M.为肌肉注射。

注射麻醉操作后,动物即倒下,多项反应消失,表明已达到适宜的麻醉效果,此时是进行手术的最佳时期。若手术过程中动物四肢开始抖动,表明接近苏醒,须及时将含有乙醚等挥发性麻醉剂的麻醉瓶放在动物口、鼻处,给予辅助吸入麻醉,直至手术完成。若操作过程中,动物发生抽搐等症状,说明麻醉过深,须立刻进行急救处理,防止动物死亡。

(二)局部麻醉方法

局部麻醉方法是用局部麻醉药阻滞周围神经末梢或神经干、神经节、神经丛的冲动传导,产生局限性麻醉区。局部麻醉在动物实验中应用不是很广泛,在大型实验动物短时间内实验可能会使用。其特点是动物可保持清醒状态,麻醉并发症少,是一种比较安全的麻醉方法。

三、常用的麻醉药

(一)挥发性麻醉药

挥发性麻醉药包括乙醚、氯仿等。乙醚麻醉药的特点是:麻醉量和致死量差距大,安全范围较大;肌肉能够完全松弛,对肝肾的毒性较小;麻醉的诱导期和苏醒期较长。其副作用是胃肠道反应较大,对呼吸道黏膜刺激性强,可引起上呼吸道黏膜液体分泌增多,再通过神经反射可影响呼吸、血压和心跳活动,并且容易引起窒息。故在乙醚吸入麻醉时须注意观察,以防麻醉过深而出现危险。

(二)非挥发性麻醉药

非挥发性麻醉药包括全身麻醉药和局部麻醉药,如苯巴比妥钠、戊巴比妥钠、硫喷妥钠等巴比妥类的衍生物,以及氨基甲酸乙酯和水合氯醛。其特点为:使用方便,一次给药可维持较长的麻醉时间,麻醉过程较平稳,动物无明显挣扎现象。缺点是动物苏醒较慢。

(三)常备急救药

在麻醉动物过程中,有时会遇到呼吸或血循环方面的异常情况,需要对症抢救。常备的急救药物有:抗副交感神经药,包括阿托品、东莨菪碱等;升压药,包括肾上腺素、去甲肾上腺素、异丙肾上腺素、麻黄素、多巴胺等;中枢兴奋药,对抗因麻醉药过量引起的中枢性呼吸抑制,如尼可刹米、咖啡因、二甲弗林等。

四、麻醉效果的观察

动物的麻醉效果直接影响实验的进行和实验结果,因此,在麻醉过程中须时刻观察实验动物的呼吸、角膜反射活动、肌张力和皮肤夹捏反应等,以判断麻醉程度,观察麻醉效果。在实验进行中,若出现实验动物因疼痛而挣扎,甚至出现兴奋状态,呼吸心跳不规则,角膜反射灵敏,肌张力亢进,皮肤夹捏反应灵敏,说明麻醉过浅。若实验动物的呼吸变慢,且以腹式呼吸为主,或角膜反射消失,伴瞳孔散大,皮肤夹捏反应消失,说明麻醉过深,更为严重的是抑制延髓的心血管活动中枢和呼吸中枢,可使呼吸、心跳停止,导致动物死亡。

五、麻醉的注意事项

1. 麻醉前注意事项

(1)实验动物在麻醉前应禁食 8 h 以上。

(2)不能使用泻药,防止动物在麻醉和失血状态下发生酸中毒。

(3)应准确称量动物体重,计算麻醉剂量。麻醉药的用量,除参照一般标准外,还应考虑个体对药物的耐受性不同,体重与所需剂量的关系并不是绝对成正比的。一般衰弱和过胖的动物,其单位体重所需剂量较小。

2. 麻醉时注意事项

静脉给药麻醉必须缓慢,同时要随时观察动物肌肉紧张性、角膜反射和对皮肤夹捏的反应,切不可按体重计算出的用量匆忙进行注射。

3. 麻醉后注意事项

(1)动物在麻醉期体温容易下降,要采取保温措施,尤其在冬季更应注意。可在动物肛门插入体温计观察。

(2)出现麻醉过深的情况,应立刻采取抢救措施。

第四节　实验动物的体液、粪便和骨髓的采集

一、采血方法

实验研究中,经常要采集实验动物的血液进行常规检查或某些生化分析,故必须掌握血液的正确采集、分离和保存的操作技术。采血部位的选择,一般根据动物种类和采血量来确定。用血量较少的检验如红细胞、白细胞计数,血红蛋白的测定,血液涂片,以及酶活性微量分析法等,可由鼠尾静脉、眶静脉丛或兔耳缘静脉等处采血。当需血量较多时可做鼠摘眼球取血或兔股动脉、颈动脉、心脏采血。

采血时要注意:

(1)采血场所光线充足,温度适宜。

(2)采血用具与采血部位一般需要进行消毒,注射器和试管必须保持清洁干燥。

(3)根据检测目的的不同,若需抗凝全血,需在注射器或试管内预先加入抗凝剂。

(4)取血时最好不要造成溶血现象,否则有可能会导致实验结果不准确。

(5)不可一次采血过多或连续多次采血,否则可能影响动物的健康,甚至导致动物贫血或死亡。故采血时应注意采血量的问题。

采血量、采血部位及常用实验动物见表3-2。

表3-2 不同动物采血量与采血部位

采血量	采血部位	常用实验动物
少量	尾静脉	大鼠、小鼠
	尾静脉	兔、犬、猫、猪、羊
	眼底静脉丛	兔、大鼠、小鼠
	舌下静脉	犬
	冠、脚蹼皮下静脉	鸡、鸭
	后肢外侧皮下小隐静脉	犬、猴、猫
中量	前肢内侧小隐静脉	犬、猴、猫
	耳中央动脉	兔
	颈静脉	犬、猫、兔
	心脏	豚鼠、大鼠、小鼠
大量	断头	大鼠、小鼠
	翼下静脉	鸡、鸭、鸽
	颈动脉	鸡、鸭、鸽
	股动脉	犬、猫、猴、兔
	心脏	犬、猫、猴、兔
	颈动脉、颈静脉	羊、马、牛
	摘眼球眶动脉和静脉	大鼠、小鼠

常用实验动物最大安全采血量和最小致死采血量见表3-3。

表3-3 常用实验动物最大安全采血量和最小致死采血量

动物种类	最大安全采血量/ml	最小致死采血量/ml
小鼠	0.1	0.3
大鼠	1	2
豚鼠	5	10
兔	10	40
犬	50	300
猴	15	60

(一)采血方法

1.大鼠、小鼠的采血方法

(1)尾尖采血:当所需血量很少时可采用尾尖采血。有两种方法,一种是先固定动物并露出鼠尾,将尾部毛剪去后消毒,然后浸在45℃左右的温水中数分钟,使尾部血管充盈,用锐器(刀或剪刀)割去尾尖1~2 mm,用手自尾根部向尖端按摩,让血液自由滴入盛器或用血红蛋白吸管吸取,采血结束后消毒伤口并压迫止血;另一种方法是在尾部做一横切口,割破尾静脉,收集血液的方法同上。此法一般可采血10次以上。小鼠每次可取血0.1 ml,大鼠0.3~0.5 ml。

(2)眼底静脉丛采血:操作者先将鼠倒持,左手轻轻压迫动物的颈部两侧,使眶后静脉丛充血,右手持毛细管或塑料管,与鼠面成45°夹角,由眼内角刺入,针头斜面先向眼球,刺入后再转180°使斜面对着眼眶后界插入眼底静脉丛,血可自然从毛细管中流出。左右两眼可轮换,此法可多次采血。体重20~25 g的小鼠每次可采血0.2~0.3 ml,体重200~300 g的大鼠每次可采血0.5~1 ml。

(3)摘眼球采血:操作者先将鼠倒持,左手轻轻压迫动物的颈部两侧,使眶后静脉丛充血,右手持眼科弯镊夹住眼球根部,将眼球迅速摘出,并立即将鼠倒置,头朝下使眼眶内动静脉血液流入容器。此法只适于一次性采血。

(4)腹主动脉采血:操作时先用乙醚等麻醉剂将动物进行深度麻醉,将其仰卧固定在手术架上,打开腹腔。首先,沿腹正中线皮肤切开腹腔,将肠管推向一侧,然后用手指轻轻分开脊柱前的脂肪,使腹主动脉清楚暴露。用针管在腹主动脉分叉处向血管平行刺入,立即回抽采血。

(5)颈动静脉、股动静脉或腋下动静脉采血:将大鼠或小鼠麻醉,固定背部,剪去采血部位的被毛,消毒,然后做动静脉分离手术,使血管暴露,用注射器沿大血管平行方向刺入,抽取所需血量。也可先用镊子将颈动静脉或股动静脉挑起,剪断上述血管,直接用注射器或试管取血。采血过程中应注意防止血液喷溅,并防止溶血。

(6)断头采血:操作者的左手握住鼠颈部皮肤,并使鼠保持头朝下倾的姿势。右手用剪刀猛剪鼠颈,并保持鼠颈向下,让血自由滴入盛器。小鼠可采血0.8~1.2 ml,大鼠5~10 ml。

2.豚鼠、兔的采血方法

(1)耳缘静脉采血:本法为兔最常用的取血法之一。取血前先将兔的头部固定,选耳静脉清晰的一侧,除去被毛并消毒,用手指轻轻摩擦兔耳,使静脉扩张,用连5号针头的注射器在耳缘静脉末端刺破血管,待血液流出后取血或将针头逆血流方向刺入耳缘静脉取血,取血完毕后用脱脂棉压迫止血。此法能采血5~10 ml。

(2)耳中央动脉采血:将兔置于兔固定筒内,取兔耳中央一条较粗、颜色较鲜红的中央动脉,左手固定兔耳,右手持注射器,在中央动脉末端,沿动脉平行地向心方向刺入动脉,动脉血即流入注射器中,取血完毕后用脱脂棉压迫止血。此法一次抽血可达10~15 ml。

抽血时应注意,由于兔耳中央动脉易发生痉挛性收缩,故抽血前必须先让兔耳充分充血。在动脉扩张、未发生痉挛性收缩之前,立即进行抽血。取血一般用6号针头,不要太细;

针刺部位从中央动脉末端开始,不在近耳根部取血,因耳根部软组织厚,血管位置略深,易刺透血管造成皮下出血。

(3)心脏采血:兔、豚鼠的心脏采血较为常用。先将动物固定,用手探明心脏搏动最强部位,通常在胸骨左侧第3—4肋间隙,取心跳最明显处,用注射针垂直刺入心脏,由于心脏搏动,血会自然流入注射器中。注意取血须迅速,缩短针头留在心脏内的时间,防止血液凝固;心脏穿刺时,若一次采血不成功,针头不要在胸腔内乱动,须拔出重新刺入。此法每次取血不超过25 ml。动物经过1周左右的时间恢复,便可再次进行抽血。

(4)背跖静脉采血:此法主要用于豚鼠。其背跖静脉有两根——外侧跖静脉和内侧跖静脉,均可用于采血。操作时,先固定动物,将其右或左后膝关节伸直并对着操作者。操作者消毒动物脚背面,找出外/内侧跖静脉后,以左手的拇指和食指拉住豚鼠的趾端,右手持注射针刺入静脉,拔针后立即出血。采血后用脱脂棉压迫止血。反复采血时,两后肢可交替使用。

(二)血清、血浆制备及血标本保存

1. 血清制备

动物静脉抽血后,待血液稍凝固后,3 000 r/min离心10 min后,取血清。血清可保存在－20 ℃或－80 ℃冰箱内。

2. 血浆制备

肝素抗凝,用已由1 mg/ml肝素抗凝的试管一个,加全血5 ml,轻轻摇匀,3 000 r/min离心5 min后,取血浆;3.8%枸橼酸钠抗凝,取试管一个,加入已配好的3.8%枸橼酸钠试剂0.2 ml,加入动物全血1.8 ml,轻轻摇匀,3 000 r/min离心5 min后,取血浆。

3. 血标本的保存

容器以玻璃、聚氯乙烯和聚四氟乙烯制品为宜。血液中特别不稳定的成分,如氨、胆红素、酸性磷酸酶、同工酶、CO_2等在采血后必须立即进行检验。而血液中具有生物活性的酶在不同温度下保存,活性时间也不尽相同。血标本必须避免重复地冻结溶解,否则会使血液成分改变。

(三)影响血液检测结果的因素

影响因素包括采血时间、采血血管、密闭方式。

1. 采血时间

动物实验中,检测生化指标时应在禁食(不禁水)4~12 h后采血;而有些重复检查指标,如促肾上腺皮质激素(ACTH)、血浆皮质醇、血清Cu、血清Zn、血清胆红素、白细胞等,在1 d之内的不同时间有生理性的高低波动,须在同一时间采血检查。

2. 采血血管

由不同血管采集的血液对多数检查指标影响不大,但有一些指标如血糖、血清乳酸及丙酮酸值,静脉血和毛细血管血会有一定差异;血氧饱和度、二氧化碳分压,动脉血和静脉血之间有明显差异,血糖、血清乳酸也有一定差异。

3. 密闭方式

测定 pH 及气体的血液样品要求以密闭方式采血,防止血液暴露于空气后二氧化碳迅速逸出并吸收氧气提高血氧饱和度,从而引起血液 pH 和细胞内外一系列成分的改变。

二、体液、粪便和骨髓的采集方法

(一)胸水的采集

主要采用胸膜腔穿刺术。大中型动物应麻醉,小动物应侧卧固定,局部皮肤去毛、消毒。穿刺针头与注射器之间接三通连接装置。左手绷紧局部皮肤,右手持穿刺针头,紧靠肋骨前缘处小心地垂直刺入,穿刺肋间肌时会有一定的阻力,当阻力消失有落空感时,说明已刺入胸膜腔,固定穿刺针,打开三通连接装置,缓慢抽取胸水。穿刺位置:犬在左侧第 8 肋间或右侧第 7 肋间;羊在左侧第 6 或第 7 肋间,抑或右侧第 5 或第 6 肋间。穿刺针应紧贴肋骨上缘,防止损伤肋间神经。操作中严防空气进入胸腔,始终保持胸腔负压。穿刺时应用手控制针头的深度,以防过深刺伤肺脏。

(二)腹水的采集

主要采用腹腔穿刺术。大鼠、小鼠取立位,用左手捏住其颈部皮肤,使其腹部略朝上,在腹股沟和腹中线之间,消毒皮肤,用注射器垂直刺入腹壁。针尖有落空感后,腹水将自行流出。抽腹水时注意不可速度太快,应缓慢间歇地抽出,以免因腹压突然下降导致动物出现循环功能障碍。

(三)消化液的采集

对大动物而言,唾液和胃液的采集通常采用刺激法。通过食物的颜色、气味等刺激动物的视觉、嗅觉而致动物唾液、胃液分泌增加,再通过引入导管采集。

胆汁和胰液的采集一般需要手术进行,通过对胆总管和胰总管的插管而获得胆汁或胰液。操作时,将动物麻醉,使其仰卧于实验台上,在剑突下正中线做一 3~5 cm 长的切口,切开腹膜,暴露腹腔,将肝脏向上翻起,找出胆囊。要注意大鼠并无胆囊,几只肝管汇集成肝总管,肝总管与胰管一起汇成胆总管,开口于十二指肠。分离出大鼠的胆总管,在胆总管靠近十二指肠的膨大部位后端剪一个口,插管向上直至肝总管后,结扎固定,可收取黄色胆汁。

在大鼠的胆总管和十二指肠交界处分离出胆总管后,在靠肠端处结扎,作为牵引线,在胆总管壁上斜开一小口,插管固定,若已结扎肝总管,此时可见有白色胰液流出,引出收集。

(四)尿液的采集

实验动物的尿液常用代谢笼采集,也可通过其他装置来采集。

1. 代谢笼采集尿液

代谢笼是一种密封式饲养笼,动物排便时,可通过笼子底部的大小便分离漏斗,将尿液与粪便分开。代谢笼可用于收集实验动物自然排出的尿液,也可收集动物粪便。

2. 膀胱导尿法

施行导尿术较适宜于兔、犬等动物。一般不需要麻醉,导尿时取一根适当大小塑料管,尾端插一个粗注射针头作接尿液用。若为雄性动物,操作员将实验动物仰卧固定,用甘油润滑导尿管头端,将尿道口张开,把导尿管缓慢插入,一般无阻力。插入深度为 22~26 cm,可根据动物大小而定。导尿管推进到尿道膜部时有抵抗感,此时注意动作轻柔,继续向膀胱推进导尿管,即有尿液流出,证明插入正确。若为雌性动物,尿道外口在阴道前庭,导尿时于阴道前庭腹侧将导尿管插入阴道外口,其后操作同雄性动物导尿术。如果严格执行无菌操作,用导尿法导尿可收集到无菌尿液。

3. 输尿管插管法

在动物输尿管内插一根塑料套管收集尿液。一般用于要求精确计量单位时间内实验动物排尿量的实验。适用于兔、猫、犬等。将动物麻醉后仰卧固定在实验台上,于耻骨联合上缘向下沿正中线做 4 cm 长的皮肤切口,再沿腹白线剪开腹壁,将膀胱牵拉至腹腔外,暴露膀胱底两侧的输尿管。在输尿管近膀胱处,用细线扣一松结,以小镊提起输尿管管壁,于输尿管结扎处上方剪一小口。从小口向肾脏方向插入适当大小的细塑料插管,并将松结打紧以固定插管,即可见尿液从插管滴出,可以收集。采尿过程中应用温生理盐水纱布遮盖切口及膀胱,以保持动物腹腔温度和润湿肠管。

4. 压迫膀胱法

某些动物实验中,要求间隔一定的时间采集一次尿液,以观察药物的排泄情况。动物轻度麻醉后,实验人员用手在实验动物下腹部加压,手法要轻柔有力。当增加的压力使实验动物的膀胱括约肌松弛时,尿液会自动流出。此法适用于兔、猫、犬等较大动物。

5. 膀胱穿刺法

实验动物麻醉后仰卧固定在手术台上,剪去下腹部耻骨联合上 10 cm 处腹正中线两侧的被毛,消毒后用左手触摸并固定膀胱,右手用 10 cm 长的注射针头接 5 ml 注射器经皮刺入膀胱。注意取钝角进针,针头穿过皮肤后稍微改变角度,以避免穿刺后漏尿,然后刺向膀胱方向,边缓慢进针边吸取,以抽出尿液为度。此法适用于兔、猪、犬等较大动物。

6. 剖腹采尿法

术前准备同膀胱穿刺法,皮肤准备范围应大一些。剖腹暴露膀胱,用无齿镊夹住部分膀胱壁,从镊子下方的膀胱壁直视进针抽取尿液。

7. 反射排尿法

该采集尿液的方法适用于小鼠,因小鼠被人抓住尾巴提起时排尿反射最为明显,可以利用这一反射收集尿液。当实验需要采集少量尿液时,可提起小鼠尾巴,其排尿后尿滴挂在尿道外口附近的被毛上,操作人员应迅速用吸管或玻璃管接住尿滴。

(五)粪便的采集

大鼠、小鼠、兔可使用代谢笼采集粪便。采集兔的少量新鲜粪便时,可将其仰卧,用手托住其臀部,大拇指压迫其肛门部,可采集数个粪球。

(六)脑脊液的采集

1. 兔脑脊液的采集

通常采取脊髓穿刺法。麻醉后,去其颈背侧区及颅的枕区皮肤上的被毛,消毒,侧卧位固定,使头部及尾部尽量向腰部弯曲,以便暴露颅底。穿刺部位在两髂连线中点稍下方第七腰椎间隙,操作者在动物背部将腰穿刺针垂直刺入,当有落空感及动物的后肢颤动时,表明针已达椎管内(蛛网膜下腔),抽去针芯,即见脑脊液流出。要防止脑脊液流速太快,可插入针芯稍加阻塞,以免导致颅内压突然下降而形成脑疝。

2. 小鼠脑脊液的采集

可采用枕骨大孔直接穿刺法。在小鼠麻醉后,将其头部固定,使其头部下垂与体位形成45°角,以充分暴露枕颈部。剪毛、消毒后,从头至枕骨粗隆做中线切口(长 4 mm),再至背部 1 mm,用剪刀钝性分离颈部背侧肌肉。为避免出血,附着在骨上最深层的肌肉用手术刀背刮开,暴露出枕骨大孔,针头由枕骨大孔直接进入抽取脑脊液。采完脑脊液后,应注入等量的消毒生理盐水,以保持原来脑脊髓腔的压力。

(七)骨髓的采集

1. 大鼠、小鼠骨髓的采集

一般将动物处死后剥离出胸骨或股骨,用注射器吸取少量的 Hank's 平衡盐溶液,冲洗出胸骨或股骨中全部骨髓。

2. 大动物骨髓的采集

大动物骨髓的采集一般采用活体穿刺方法。采集的多为胸骨、肋骨、股骨的骨髓,其中胸骨的穿刺部位是胸骨体与胸骨柄连接处,肋骨的穿刺部位是第 5—7 肋骨各自的中点,胫骨的穿刺部位是股骨内侧、靠下端的凹面处。如果穿刺采用的是肋骨,要注意穿刺结束后用胶布封贴穿刺孔,防止发生气胸。操作时,将动物麻醉、固定、局部除毛、消毒皮肤,用左手把穿刺点周围的皮肤绷紧,右手将穿刺针在穿刺点垂直刺入,穿入固定后,轻轻左右旋转将穿刺针钻入,当穿刺针进入骨髓腔时常有落空感。

(八)精液的采集

大动物精液的采集常用人工阴道套采精液法,小动物则常采用阴道栓采精法。阴道栓是在雌雄交配后 24 h 内,雄鼠的精液和雌鼠的阴道分泌物混合,在雌鼠阴道内凝结成的白色稍透明、圆锥形的栓状物。阴道栓采精法是将阴道栓涂片染色,镜检凝固的精液。

(九)阴道内液的采集

阴道内液的采集一般进行涂片检查,可根据细胞类型变化鉴别雌性动物的生理周期等特征。

1. 滴管冲洗法

用装有生理盐水的消毒滴管轻轻插入雌性动物阴道内,按压滴管橡皮头,少量、反复地冲洗动物阴道,将滴管中的阴道冲洗液吸出,即可进行涂片镜检。

2. 棉拭子法

用消毒、湿润的棉拭子旋转插入动物阴道内,轻轻转动几下后取出,即可进行涂片镜检。

3. 刮取法

用光滑的小勺或小刮片慢慢插入动物阴道内,在阴道壁轻轻刮取一点阴道内含物,进行涂片镜检。

(十)乳汁的采集

按摩法收集乳汁适合大动物。选用哺乳期的实验动物,用手轻轻按摩实验动物乳头,可使乳汁自然流出,也可张开手掌朝乳头方向加压按摩整个乳房,即可挤出乳汁。早上采集乳汁量最多。也可采用吸乳器采集动物乳汁。

第五节 实验动物的处死

在动物实验过程中或结束后,对实验动物施行处死的过程必须按照人道主义原则,遵循实验动物的伦理要求和动物福利法,即施行安死术。安死术是指以人道的方法,在处死动物的过程中尽量减少动物的惊恐或焦虑,使其安静地、无痛苦地迅速失去意识,直至死亡。

一、采用安死术应遵循的原则

(1)尽量减少动物的痛苦,尽量避免动物死亡时出现惊恐、疼痛表现。
(2)尽可能使动物在最短时间内失去意识,迅速死亡。
(3)方法可靠且容易操作。
(4)采用的方法要与研究要求和目的一致,不能影响动物的实验结果。
(5)判定动物是否已死亡,除观察动物呼吸是否停止外,还要观察神经反射、肌肉松弛等状况。

二、安死术的常用方法

(一)物理方法致死

1. 颈椎脱位法

常用于大鼠、小鼠。操作者将动物放在实验台上,一只手按住动物的颈部,另一只手抓住动物尾根,用力向后上方拉尾,会感觉动物脊柱断开,动物立即死亡。

2. 空气栓塞法

常用于豚鼠、兔、猫、犬。此法是向动物静脉注入一定量空气,阻塞其静脉分支,进入心脏冠状动脉造成其阻塞,发生严重的血液循环障碍,动物很快死亡。一般兔、猫的注入空气量为 20~40 ml,犬为 80~150 ml。

(二)化学药物致死

1. 二氧化碳吸入法

常用于啮齿类动物,如大鼠、小鼠、豚鼠等小动物。将动物放入一密封容器内,放入固体 CO_2 或通入 CO_2 气体,动物可在短时间内死亡。由于 CO_2 无毒,制备方便,效果确切,因此是最常用的致死药物,能够确保致死效果和人员安全。

2. 过量麻醉处死

常用于豚鼠、兔、犬等。可将过量巴比妥钠、水合氯醛等麻醉剂腹腔或静脉注射,也可静脉注射氯化钾、10%甲醛溶液(福尔马林)等,使动物死亡,是实施安死术较为快速和可靠的方法。

第四章 中医动物模型的实验

第一节 "阴虚""阳虚"动物模型的实验

阴阳学说是中医学中的重要基础理论。阴阳学说认为,阴阳两个方面存在着相反相成、对立统一的关系,如《素问·天元纪大论》说:"动静相召,上下相临,阴阳相错,而变由生也。"阴阳又无处不存、无时不在,正如《素问·阴阳应象大论》所说:"阴阳者,天地之道也,万物之纲纪,变化之父母,生杀之本始,神明之府也。"阴阳学说的基本内容可以从阴阳的对立斗争、依存互根、消长转化和相对平衡四个方面加以说明。

阴阳学说广泛应用于中医学的基础理论及辨证论治等各个方面,借以说明人的组织结构、生理功能和病理变化,并指导对疾病的诊断和治疗。

一、"阴虚"动物模型的实验

甲状腺小鼠"阴虚"模型形态学实验

【实验目的】
学习用甲状腺素制作"阴虚"模型方法。

【实验原理】
甲状腺素加快体内的氧化,促进产热,使基础代谢率升高,从而使动物表现为体温升高、大便干燥、饮水量增多、活动增多和消瘦等"阴虚"症状。

【实验方法】
1. 动物
雄性小白鼠,体重 25～30 g,分成正常组和造模组。
2. 造模
造模组每日每只皮下注射 L-甲状腺钠盐 0.4 mg,共 4 d。
3. 试剂与器材
(1)试剂:甲醛、100％酒精、二甲苯、石蜡、苏木素、伊红、盐酸、中性树胶。
(2)器材:手术刀,镊子,眼科剪子(弯头),滤纸,载玻片,盖玻片,广口瓶,蜡杯,毛笔,石蜡切片机,烘、摊片机,染色架,染色缸,20～60 ℃培养箱,光学显微镜。

4.实验步骤

(1)观察"阴虚"小鼠的体征表现。

(2)将两组小鼠拉脊椎处死,剖开腹部,取出肝脾,立即放入固定液。

(3)固定后的组织内充满水分,要进行包括石蜡包埋在内的一系列处理,步骤如下:

①脱水:依70%酒精→80%酒精→95%酒精→95%酒精→100%酒精→100%酒精的次序将下列试剂脱水,每一级酒精脱水时间为30 min。

②透明:二甲苯Ⅰ、二甲苯Ⅱ各15~30 min。

③浸蜡:1/2石蜡+1/2二甲苯,石蜡Ⅰ、石蜡Ⅱ各15~20 min。

④包埋:把组织块包埋到蜡块内。

(4)组织切片:

①切片:包埋好的组织须在石蜡切片机上进行石蜡切片,一般切片厚度为5~8 μm。

②粘片:先在载玻片上涂抹一薄层蛋白甘油,将切下来的蜡片漂浮在水面上展平(水温为45~50 ℃),然后捞出放至载玻片上。

③烤片:将粘有蜡片的载玻片放在37~45 ℃的培养箱内进行烤片,时间不得超过24 h。

(5)用苏木精-伊红法(HE染色法)进行染色。染色过程如下:

①脱蜡去水:载玻片浸入二甲苯Ⅰ20 min,二甲苯Ⅱ20 min,无水酒精1 min,95%酒精、90%酒精、80%酒精、70%酒精各1 min,蒸馏水洗1 min。

②染色、脱水、透明、封固:放入苏木精液染5 min;自来水洗去浮色;1%盐酸、75%酒精分化30 s;自来水冲洗30 min;蒸馏水洗1~2 s;1%伊红溶液复染1 min;按顺序放入95%酒精→95%酒精→100%酒精→100%酒精→1/2二甲苯+1/2 100%酒精→二甲苯Ⅰ→二甲苯Ⅱ各1 min;中性树脂封固,在载玻片上滴1~2滴树脂,加盖玻片封固。

(6)将制好的载玻片放到显微镜下进行观察。显微镜目镜倍数由低到高依次调节,观察不同组肝脾的细胞和细胞核形态。

【评价】

临床上常见的甲亢患者有阴虚的表现,故采用给动物甲状腺素的方法来复制"阴虚"的模型,应该说其思路是有一定根据的,在一定程度上反映了阴虚证的某些本质。

二、"阳虚"动物模型的实验

(一)醋酸氢化可的松小鼠"阳虚"模型抗寒抗疲劳实验

【实验目的】

学习醋酸氢化可的松制作"阳虚"模型的方法,并观察其耐寒耐疲劳情况。

【实验原理】

大剂量的醋酸氢化可的松可造成下丘脑-垂体-肾上腺皮质轴功能的抑制,使动物的物质代谢受到影响,从而表现为"阳虚"体征。

【实验方法】

1. 动物

雄性小白鼠,体重25~30 g,分成正常组和造模组。

2. 造模

造模组每日每只小白鼠臀部注射醋酸氢化可的松 1 mg(醋酸氢化可的松以生理盐水稀释成0.1 ml,每次注射前摇匀),共注射8 d;正常组每日每只小白鼠注射生理盐水0.1 ml,共8 d。

3. 实验步骤

(1)观察小鼠在注射盐酸皮质激素后的体征表现。造模小鼠在注射后可逐渐出现萎靡不振、竖毛、拱背少动、反应迟钝等现象。

(2)冰水实验。将两组小鼠同时放入4 ℃冰水中,计算其在冰水中游泳疲劳或死亡的时间。

【实验结果】

观察比较两组小鼠在冰水中游泳疲劳或死亡时间的差异。

【评价】

用糖皮质激素来复制"阳虚"模型,最早是邝氏等在1963年进行的,此后被作为复制"阳虚"模型使用最广泛的一种方法。虽然对此模型还有一些不同的看法,但此模型对研究阳虚的体征有一定的意义。

(二)醋酸氢化可的松小鼠"阳虚"模型形态学实验

【实验目的】

观察"阳虚"时小鼠肝脾的形态学变化。

【实验原理】

同"阳虚"动物模型的实验(一)。

【实验方法】

1. 动物与造模方法

同"阳虚"动物模型的实验(一)。

2. 试剂与器材

参照"阴虚"动物模型的实验。

3. 实验步骤

(1)观察"阳虚"小鼠的体征表现。

(2)比较两组小鼠肝、脾体积:将两组小鼠拉脊椎处死,剖开腹部,取出肝脾,冲洗血迹后放在滤纸上吸干水分。比较两组小鼠肝、脾(特别是脾脏)体积大小。

(3)肝、脾 HE 染色及显微镜观察:参照"阴虚"动物实验进行。

【实验结果】

(1)观察和记录两组小鼠肝、脾大小的差异。

(2)观察和记录两组小鼠肝、脾形态学差异。

第二节 "气虚""血虚"动物模型的实验

气、血是构成人体的必需物质,也是维系人体生命活动的基本要素。气是不断运动的、组成人体的最基本物质。《难经·八难》即有"气者,人之根本也"的说法。气的运动包括升、降、出、入四种基本形式,各种形式的运动相对协调平衡时人才有可能处于健康的状态。血是循行于脉道、灌注全身、具有濡养作用的红色液体。如果没有血的濡养滋润,则全身脏腑组织将无以为用,甚至人的神志活动都要受到影响。从来源上讲,气、血两者都源于脾胃化生的水谷精微和肾中精气,在生成上同源,在运行上气能行血,血能载气,两者相互为用。两者的关系前人用"气为血之帅,血为气之母"来概括。在病理方面气、血的衰少和运行不畅则会引起人体的病变。

一、"气虚"动物模型的实验

【实验目的】

(1)学习"气虚"动物模型的制备方法。

(2)加深对中医气虚证的理解、认知。

【实验原理】

《灵枢·五味篇》中有"谷不入半日则气衰,一日则气少矣",这句话很好地反映了充足饮食对气的生成的重要性。当动物摄食不足时,气的生化之源缺乏,气血得不到足够的补充,这样就会产生气血的虚损。

【实验方法】

1. 动物

清洁级昆明种雄性小白鼠,体重 16~20 g,30 日龄。

2. 仪器、试剂

天平、显微镜、离心机、载玻片、肝素、分层液等。

3. 造模(控制饮食)

小鼠单笼饲养,每千克体重每日给饲料量为 75 g,另外每只每日给辅食白菜 2 g,共

22 天。

4. 悬空拉尾抵抗力实验

于实验第 20 天进行,手提小鼠尾巴,使小鼠呈悬空状,小鼠开始摇晃挣扎时计时,直至小鼠无力旋转挣扎,统计其时间。该实验可反映小鼠的乏力程度。

5. 耐寒实验

于实验的第 21 天将动物置于 −4 ℃ 环境中 1.5 h,观察动物的一般情况,包括有无死亡,有无寒战,是否缩作一团。

6. 游泳实验

于实验的第 22 天在 4 ℃ 的水中进行游泳试验,记录从开始游泳到初次下沉至水中的时间,测定小鼠的耐力强弱。

7. T 淋巴细胞计数

游泳试验结束后,打开腹腔,从腹主动脉抽血。将抽取的血样品按下述方法操作,检测其中的总淋巴细胞数目(E-玫瑰花环形成实验)。

(1) 取血,用肝素(25 U/ml)抗凝,加等量的 Hank's 液并混匀。

(2) 加分层液(葡萄糖-泛影葡胺,相对密度为 1.077±0.001)于试管中,其量约为血量的一半,用吸管沿管壁缓缓将血加于分层液液面上。

(3) 将试管置于水平离心机中,以 2 000 r/min 离心 25~30 min。离心后分层,从上到下分别为血浆层、单核细胞层、分层液层、粒细胞层、红细胞层。此时绝大多数的单个核细胞悬浮于血浆与分层液的界面层,呈白膜状。

(4) 用尖嘴吸管吸取上述的单核细胞层,置于另一个试管中,加入适量的含有 5% 小牛血清的 Hank's 液,混匀后以 1 000 r/min 离心 10 min,弃上清液,重新加入同样的 Hank's 液适量,将沉淀的细胞重新悬浮后再次离心。如此洗涤细胞共 2 次。

(5) 将最后一次离心沉淀的细胞用适量的 Hank's 液悬浮,并取少量悬液进行计数,然后离心,弃上清液。根据计数的结果加入适量的含 20% 小牛血清的 Hank's 液,以调整细胞浓度到 $2×10^6$/ml,然后取少量,用台盼蓝法(方法见后文附录)进行细胞活力测定,确定细胞存活率≥99.5%。

(6) 以同样的方法制备绵羊红细胞(SRBC)的悬液,要求准确计数使 SRBC 与淋巴细胞的数量比为 100:1。

(7) 于试管内加入 0.1 ml 单核细胞和 0.1 ml SRBC,混匀后置 37 ℃ 条件下 5 min。

(8) 500 r/min 离心共 5 min,置入 4 ℃ 冰箱 2 h。

(9) 吸去部分上清液,轻轻旋转试管,吸一滴细胞悬液置于载玻片上,加上 1 滴 2 g/L 亚甲蓝,覆上盖玻片,高倍镜下计数。凡一个淋巴细胞周围吸附 3 个以上 SRBC 即 E 花环形成细胞(ERFC)。计数 100~200 个淋巴细胞,计算 ERFC 形成率,即 T 淋巴细胞百分率。

【实验步骤】

(1)将动物随机分为正常组和模型组,分别予以编号称重,单笼饲养。

(2)每日上午填食前称重,观察并记录小鼠的一般状态,观察有无新的症状出现。

(3)添加饲料蔬菜,清理食物残渣、粪便。

(4)第 20 天进行悬空拉尾抵抗力实验,记录时间。

(5)第 21 天进行耐寒实验。

(6)第 22 天进行游泳实验。

(7)取血测定 T 淋巴细胞的百分率。

(8)将小鼠颈椎脱臼处死,然后立即取出肝脏、胸腺、心、脾、肺、甲状腺、睾丸、肾及肾上腺、腹腔脂肪并称重。

【评价】

本实验通过控制小鼠的饮食,使其在一段时间之后出现体重下降、精神萎靡、皮毛枯槁易脱落、尾巴发黄无光泽、四肢无力、耐寒力下降、游泳时间缩短等虚弱症状。这是由于摄入的饮食减少,导致气的生化之源缺乏,气得不到足够补充,久之则产生气血虚少。因此,用"控制饮食法"制作"气虚"动物模型简单易行,也能较为中肯地反映气虚的一系列病理变化。

【附录　台盼蓝排斥实验】

1. 实验用品

(1)4% 台盼蓝母液:称取 4 g 台盼蓝,加入少量蒸馏水研磨,加双蒸水至 100 ml,用滤纸过滤,4 ℃保存。使用时,用 PBS 稀释至 0.4%。

(2)吸管、血细胞计数板、显微镜。

2. 步骤

(1)制备单核细胞悬液,并做适当稀释(1×10^6/ml)。

(2)染色:取 9 滴细胞悬液移入小试管,加 1 滴 0.4% 台盼蓝溶液,混匀。

(3)计数:在 3 min 内,用血细胞计数板分别统计活细胞和死细胞数。

3. 结果

镜下观察,死细胞被染成淡蓝色,而活细胞拒染。根据以下公式计算细胞活力:

$$细胞存活率(\%)=\frac{活细胞数}{活细胞数+死细胞数}\times 100\%$$

4. 注意事项

用台盼蓝染细胞时,时间不宜太长。否则,部分活细胞也会着色,从而干扰计数。

二、"血虚"动物模型的实验

【实验目的】

(1) 学习"血虚"动物模型的制备方法。

(2) 加深对中医血虚证的理解和认识。

【实验原理】

利用乙酰苯肼(APH)的专一的对红细胞有缓慢性氧化损伤的作用,造成血液中红细胞的明显减少。环磷酰胺(CPA)则可抑制骨髓造血细胞的分裂,使骨髓造血功能受到抑制,外周血细胞的生成减少。

【实验方法】

1. 实验动物

清洁级昆明种小白鼠,雌雄各半,体重18~22 g,30日龄。

2. 试剂

乙酰苯肼、环磷酰胺、肝素、乙二胺四乙酸(EDTA)等。

3. 造模方法

第1天予20 mg/kg的APH皮下注射;第4天予20 mg/kg的APH皮下注射;第5天予30 mg/kg的CPA腹腔注射,连续4 d。

4. 红细胞计数方法

(1) 试管内加稀释液(柠檬酸钠3.13 g、40%甲醛1.0 ml、100 ml蒸馏水)2 ml。

(2) 用血红蛋白吸管吸取血液10 μl,轻轻吹入稀释液中,并用稀释液洗涤吸管2~3次,再轻轻摇动试管1~2 min,使血液与稀释液充分混匀。

(3) 用洁净细吸管吸取少量已混匀的红细胞悬液,一次滴入计数室内,使之恰好灌满,无气泡,也无多余液体溢出。静置2~3 min,待红细胞下沉后开始计数。

(4) 计数方法:先用低倍镜观察计数室内红细胞,确定已分布均匀,然后把中央的大方格置于视野内,转换至高倍镜,统计5个中方格(共80个小方格)内的红细胞数目。对于压在线上的红细胞采取"计数两边,舍弃两边"的方法,以避免重复计数或漏计。

(5) 把所数得的总数 R 乘以 10^4,即1 μl血液中所含的红细胞数目。

5. 白细胞计数的方法

(1) 在小试管内加入0.38 ml的白细胞稀释液(1%盐酸)。

(2) 用血红蛋白吸管准确吸取20 ml血液,轻轻吹入稀释液中,并用上清液洗涤吸管2~3次,混匀。

(3) 用洁净干燥的玻璃蘸取少量混悬液冲入计数室内,静置2~3 min,待白细胞下沉后进行计数。

(4)在低倍镜下,计数四角的 4 个大方格内的所有的白细胞 W,将总数乘以 50,即得 1 μl 血中的白细胞数。

6. 血小板计数方法

(1)取 0.38 ml 的稀释液(0.1 草酸铵＋蒸馏水 100 ml)。

(2)取血 20 μl 与上述稀释液混匀。

(3)静置 3～5 min,待红细胞完全溶解后,取少量混悬液滴入计数板内。

(4)静置 15 min,待血小板完全下沉后用高倍镜进行计数。

(5)计数方法同红细胞。

(6)总数记为 P,P 乘以 1 000,即 1 μl 血中的血小板数目。

7. 网织红细胞计数

(1)于小试管中加入 2～3 滴新亚甲蓝溶液(新亚甲蓝 1.0 g、38 g/L 柠檬酸钠 20 ml、8.5 g/L 氯化钠,加蒸馏水至 100 ml,染料溶解后过滤备用),再加血 2～3 滴。混合后加塞,置于 37 ℃条件下 15～20 min。

(2)取一小滴置于载玻片上,推成薄膜,干燥。先用低倍镜观察,选择红细胞散在而分布均匀的部位,然后换成油镜计数。

(3)网织红细胞是有网状、细小点状或线状蓝色物质的红细胞。计数 1 000 个红细胞中含有的网织红细胞的数量,再除以 10,即网织红细胞的百分数。

8. 红细胞比容:文氏红细胞比容测定

(1)将肝素 0.5～1 mg 加入试管内并均匀涂布在管壁上,然后将试管烤干备用。

(2)用干燥的注射器抽血 2～3 ml,注入上述试管中轻轻摇匀。

(3)用毛细管将上述摇匀的抗凝血灌入文氏管中,至刻度 0 处。

(4)将灌好血的文氏管以相对离心力 2 260 g、3 000 r/min 离心 30 min。

(5)取出文氏管,读取红细胞柱的高度。

(6)红细胞比容(%)＝(红细胞柱的高度/全血柱的高度)×100%。

9. 血红蛋白含量:碱化血红蛋白光电比色法测定

(1)配置碱化血红蛋白标准液:硫酸铬钾[$KCr(SO_4) \cdot 12H_2O$]11.61 g,无水硫酸钴($CoSO_4$)13.10 g,重铬酸钾($K_2Cr_2O_7$)0.69 g,0.5 mol/L 硫酸 1.8 ml,蒸馏水 500 ml。将上述溶液加热至沸,待全部溶解后冷却至室温,再加蒸馏水至 2 000 ml。此标准液按 1∶200 稀释时,相当于含血红蛋白 160 g/L。此液应该在比色前煮沸 3 min,冷却后比色之后即弃去。

(2)用刻度吸管准确吸取 0.1 mol/L 氢氧化钠溶液 4 ml 于试管中。

(3)用血红蛋白吸管吸取血 20 μl,放入上述试管中,充分混匀,室温中放置 15 min,倒入测定管中。

(4)以等量的 0.1 mol/L 氢氧化钠溶液做空白对照,选用 520 nm 的绿色滤光板,调整吸光度至零点。

(5)分别读取标准液以及待测标本的吸光度,根据两者的比值求出待测标本的血红蛋白的浓度。

10. 骨髓有核细胞检测

取小鼠一侧股骨,以 5 ml RPMI 1640 培养液冲洗骨髓腔,冲洗出骨髓,收集全部的骨髓。用洁净的玻璃棒蘸取一小滴骨髓液,推成涂片,固定后进行染色。在涂片上选取分布均匀的部位进行观察,分别计数骨髓成熟红细胞和有核细胞,算出二者的比值。根据比值可推测骨髓有核细胞增生的程度。

11. 脏器称重

取胸腺、脾脏在天平上称重。

【实验步骤】

(1)将实验动物随机分成模型组和正常组,分别予以编号、称重。

(2)按上述的造模方法,依次注射造模剂。

(3)于造模后第 1 天开始观察动物有无出现行动迟缓,团缩弓背,喘促,面、眼、耳、尾苍白而凉,毛发蓬竖而少光泽等症状体征的变化。

(4)于造模开始后的第 12 天,麻醉小鼠,打开腹腔,于腹主动脉取血。

(5)根据以上各个指标的检测要求分别处理血液,分别检测外周血中的红细胞、白细胞、血小板、血红蛋白含量,以及红细胞比容、网织红细胞含量等各项指标。

(6)将小鼠颈椎脱臼处死,取一侧的股骨制备骨髓有核细胞的悬液。

(7)取脾脏、胸腺称重。

【评价】

本实验以乙酰苯肼结合环磷酰胺制备"血虚"动物模型,采用分次给药的方法。这种双重环节造模方法与目前常用的造模方法相比有以下优点:可以准确地控制造模程度,不但可以造成红细胞数目的减少,还可以使骨髓这一造血微环境变化,骨髓造血功能下降。骨髓有核细胞数量及其增殖速度下降,各类细胞数目全面减少,而非单纯的红细胞或白细胞减少。使得模型的病理变化并不单纯地局限于某一方面。而且采用该方法制作的模型,动物存活率较高,"血虚"状态可持续较长的时间,这种模型有利于科研中中药药效的表达,以检验药物的作用及作用机制。

第五章　中医学实验研究技术

第一节　电子显微镜技术

【实验目的】
(1)了解电子显微镜的基本原理和操作过程。
(2)掌握电子显微镜生物标本的制备和观察方法。

【实验原理】
电子显微镜作为细胞生物学研究的重要工具之一,其工作原理是以电子波作为光源,在电磁场的作用下,由于电子流具有波动性,电子改变前进轨迹,产生偏转、聚焦,电子束透过标本后在电磁透镜的作用下放大成像。透射电镜即透射电子显微镜,通常称作电子显微镜或电镜,是使用最广泛的一类电镜。其是由具有一定强度的电子束透过标本而成像的。在 20~100 kV 加速电压作用下,由热阴极发射的电子经聚射后投射到很薄的标本上,电子与标本中各种原子的核外电子发生碰撞,从而造成电子散射,在标本细胞质量、密度较小处,电子散射弱,成像较亮;反之,在细胞质量、密度较大处,电子散射强,成像较暗。细胞散射强度不同,在荧光屏上就形成与细胞结构相应的黑白图像。由于电镜具有很高的分辨率和放大率,同时电子射线的穿透能力又比较低,因此,为获得高分辨的超微结构图像,电镜标本必须是厚度在 30~70 nm 范围内的超薄切片。

【实验材料】
透射电子显微镜、超薄切片机、恒温箱、戊二醛、磷酸缓冲液、1%锇酸、酒精、丙酮、醋酸铀、枸橼酸铅等。

【实验对象】
动物组织超薄切片。

【实验方法】
1. 取材
剪取小于 1 mm^3 的组织块。
2. 固定
用 2.5%戊二醛(磷酸缓冲液配制)固定组织至少 2 h;然后用 0.1 mol/L 磷酸漂洗液漂洗 3 次,每次 15 min;再用 1%锇酸固定液于 4 ℃条件下固定组织 2~3 h;最后用 0.1 mol/L 磷酸漂洗液漂洗 3 次,每次 15 min。

3. 脱水

酒精逐级脱水。

50%酒精,脱水 15～20 min;70%酒精,脱水 15～20 min;90%酒精,脱水 15～20 min;90%酒精:90%丙酮(1:1),脱水 15～20 min;90%丙酮,脱水 15～20 min。以上在 4 ℃冰箱内进行。100%丙酮室温脱水 15～20 min,脱水 3 次。

4. 渗透与包埋

纯丙酮+包埋液(2:1),室温渗透与包埋 3～4 h。纯丙酮+包埋液(1:2)室温过夜。纯包埋液,37 ℃渗透与包埋 2～3 h。

5. 固化

37 ℃烘箱内过夜。45 ℃烘箱内 12 h。60 ℃烘箱内 48 h。

6. 切片

超薄切片机切片 70 nm 厚。

7. 染色

3%醋酸铀和枸橼酸铅双染色。

8. 观察

透射电子显微镜下观察并拍照。

【实验结果】

观察到样本中细胞的形态、数量及分布情况。

【注意事项】

(1)取材时一般要求在 1 min 内把组织块浸入固定液中,所以取材速度要快。

(2)固定液浓度要适宜。一般戊二醛常用浓度为 1%～4%,锇酸为 1%～2%。

(3)为了降低离体细胞内水解酶的活性,减少细胞自溶,固定液及容器须预冷。

(4)为避免造成细胞损伤,切割组织的刀、剪必须锋利干净。

(5)组织块一般切成 0.5～1.0 mm 长,体积要小。

(6)选择标本部位要准确可靠,因为电镜观察视野小,具有很大的局限性。

(7)大部分样品宜在 0～4 ℃固定,因为低温能降低酶的活性,减少细胞自溶和胞内物质的抽提。

(8)固定液的渗透压须接近组织、细胞的生理值。

(9)固定液 pH 须接近所要固定组织的 pH。由于大部分动物组织的平均 pH 约为7.4,因此,电镜固定液选用中性的 pH(7.2～7.4)。

(10)为保证组织细胞充分脱水,在用 100%酒精或丙酮脱水时,必须先用无水氧化钙或无水硫酸铜吸收脱水剂中的水分。另外,为减少细胞成分的抽提和丢失,脱水时间不可过长。

【思考题】
(1)透射电镜主要由几大系统组成？各系统之间关系如何？
(2)什么是超薄切片技术？

第二节　生理学技术

【实验目的】
(1)了解并掌握呼吸运动的记录方法。
(2)了解影响呼吸运动的各种因素，并分析其可能的作用机制。

【实验原理】
呼吸运动能够持续地有节律地进行，是由于体内神经和体液调节机制自发存在。体内外各种刺激可以直接作用于中枢或不同的感受器，反射地影响呼吸运动，以适应机体代谢的需要。

【实验材料】
手术台、手术器械、电子刺激器、MS-302型生物信号记录分析系统、保护电极、玻璃分针、线、气管套管、胶管、注射器、铁支架、双凹夹、水合氯醛、3％乳酸、CO_2气球等。

【实验对象】
家兔。

【实验方法】
(1)家兔麻醉后，采用背位固定于手术台上。
(2)在其颈部气管两侧分别分离出约2 cm长的迷走神经，并各穿一条线。
(3)用玻璃分针在第三气管环后分离出约1 cm长的气管，并在气管下穿一条线。然后在第二、第三气管环之间，用虹膜剪剪一个"T"形切口，为防家兔窒息，用小棉球除去气管切口内的分泌物及血迹。
(4)将气管套管从"T"形切口处插入，用之前穿插的线结扎，并将线在侧管上固定，以防套管滑脱，然后将压力换能器套在套管的一端侧管上。
(5)连接仪器及开机，进入MS-302系统。
①选择通道：将2通道选择为"呼吸"，1、3通道选为"无输入"，将压力换能器的输出连接到第2通道。
②依次进行每个实验项目，打开"打印选择"，按F9键打印结果，按空格键暂停。
(6)描记一段正常的呼吸曲线。
(7)将气管套管的另一端侧管与一段约50 cm长的胶管相连，使无效腔增大，观察呼吸曲线的变化。

(8)使家兔缺氧,观察呼吸曲线的变化。

(9)将气管套管的另一端侧管与CO_2气球连接,使家兔吸入CO_2,观察呼吸曲线的变化。

(10)将0.5 ml的3‰乳酸从耳缘静脉注入,观察呼吸曲线的变化。

(11)将一侧迷走神经的备用线结扎并剪断,观察呼吸曲线的变化。

(12)再提起迷走神经的备用线,剪断另一侧迷走神经,观察呼吸曲线的变化。

(13)沿家兔腹中线剪开,露出膈肌,观察膈肌收缩及其位置变化与呼吸运动的关系。

【实验结果】

(1)观察并记录到正常呼吸的曲线,了解其规律和特性。

(2)观察并记录到各种影响因素所造成的呼吸曲线的变化。

【注意事项】

(1)随时注意动物麻醉的深度,如实验时间过长,动物经常挣扎,可补注少量麻醉剂。

(2)注意比较每做一项实验前后呼吸曲线的变化。

(3)在注射乳酸时,注意不要让乳酸从静脉中漏出,以免家兔因疼痛而挣扎,影响实验结果。

【思考题】

(1)分析增加呼吸无效腔,呼吸运动改变的原因。

(2)切断双侧迷走神经后,呼吸运动的变化说明了什么问题?

第三节 组织与病理学技术

【实验目的】

(1)掌握苏木精-伊红染色法(HE染色法)的基本原理及染色方法。

(2)熟悉HE染色法的读片知识。

【实验原理】

HE染色法中伊红为酸性染料,主要使细胞质和细胞外基质中的成分着红色;苏木精为碱性染液,主要使细胞核内的染色质与胞质内的核糖体着紫蓝色。易于被碱性染料着色的性质称为嗜碱性;易于被酸性染料着色的性质称为嗜酸性;若与两种染料的亲和力都不强,则称为中性。HE染色法是形态学最常用的染色方法之一。直到目前为止,病理组织学的基本知识绝大多数都是从观察HE染色标本中得来的。一般的组织产物和组织变化都可以通过这一染色法显示出来。

【实验材料】

(1)0.5%～1%的伊红酒精溶液。

(2)苏木精液。

(3)1%盐酸乙醇分化液:将1 ml浓盐酸加入99 ml 70%酒精中即可。

【实验对象】

动物组织标本。

【实验方法】

(1)冰冻切片固定10～30 s,水洗1～2 s;

(2)苏木精液染色(60 ℃)30～60 s;

(3)流水洗去苏木精液5～10 s;

(4)1%盐酸乙醇1～3 s,水洗1～2 s;

(5)分别在80%酒精、95%酒精和100%酒精中各浸润1～2 s;

(6)在二甲苯Ⅰ和Ⅱ中浸润2～3 s;

(7)中性树胶封固,显微镜照相观察组织或细胞的形态和结构。

【实验结果】

细胞质被伊红酸性染料染成深浅不同的粉红色至桃红色,胞质内嗜酸性颗粒呈反光强的鲜红色。红细胞呈橘红色,蛋白性液体呈粉红色,弹力纤维呈亮粉红色,胶原纤维则呈淡粉红色。细胞核被苏木素染成鲜明的蓝色,黏液呈灰蓝色,软骨基质、钙盐颗粒呈深蓝色。

【注意事项】

切片经HE染色后,要彻底脱水透明才能用中性树胶封盖。否则,封片后呈白色雾状,在镜下观察模糊不清,并且容易褪色。切片可使用石炭酸二甲苯进行脱水,也可用1～2级100%酒精脱水。其中石炭酸有较强脱水能力,但使用时间较长可使切片脱色,因此,要经过多次二甲苯处理以使石炭酸完全除去。

【思考题】

(1)HE染色为什么要分化,目的是什么?

(2)HE染色中甲醇为什么能起到固定细胞的作用?

第四节　免疫组化技术

【实验目的】

(1)了解石蜡切片的制作过程。

(2)掌握免疫组织化学染色的基本原理及染色方法。

(3)熟悉免疫组织化学染色后的读片知识。

【实验原理】

免疫组织化学,又称免疫细胞化学,是指在组织细胞原位,带显色剂标记的特异性抗体通过抗原抗体反应和组织化学的呈色反应,对相应抗原进行定性、定量、定位测定的一项新技术。其将组织化学的可见性和免疫反应的特异性巧妙地结合起来,并借助显微镜(包括电子显微镜和荧光显微镜)的显像和放大作用,在细胞、亚细胞水平检测各种抗原物质(如受体、病原体、激素、酶、多肽以及蛋白质等)。

【实验材料】

石蜡切片、磷酸盐缓冲液(PBS)、柠檬酸盐缓冲液、蒸馏水、酶标抗鼠/兔聚合物、苏木素、酒精、二甲苯、树胶。

【实验对象】

动物组织标本。

【实验方法】

1. 脱蜡和水化

脱蜡前应将组织切片在60 ℃恒温箱中烘烤20 min或室温中放置60 min。

(1)于二甲苯中浸泡组织切片10 min,更换二甲苯,再浸泡10 min。

(2)分别在100%酒精、95%酒精和75%酒精中浸泡组织切片各5 min。

2. 抗原修复(福尔马林固定的石蜡包埋组织切片)

(1)抗原热修复

①沸热修复:用水浴锅或电炉加热0.01 mol/L枸橼酸钠缓冲液(pH=6.0)至95 ℃左右,然后放入组织切片加热10~15 min。

②高压热修复:将EDTA(pH=8.0)加入沸水中,盖上不锈钢锅盖,将玻片置于金属染色架上,缓慢加压,玻片在缓冲液中浸泡5 min后将盖子锁定,小阀门将会升起来。10 min后移除热源,放入凉水中,小阀门沉下去后打开盖子。此方法适用于较难检测抗原或核抗原的抗原修复。

(2)酶消化方法:用0.4%胃蛋白酶和0.1%胰蛋白酶消化,胰蛋白酶使用前37 ℃预热,消化时间为5~30 min。

3. 链霉亲和素-生物素复合物(SABC)法

(1)切片脱蜡水化。

(2)PBS洗涤2次,每次5 min。

(3)室温下,用新鲜配制的3%过氧化氢(PBS或蒸馏水配制)封闭5~10 min,然后用蒸馏水洗3次。

(4)抗原修复。

(5)用PBS洗涤5 min。

(6)室温下滴加正常山羊血清封闭液,封闭20 min,然后甩去多余液体。

(7)每片滴加一抗50 μl,于室温静置1 h或4 ℃孵育过夜。

(8)PBS洗3次,每次2 min。

(9)滴加生物素化二抗,于 20~37 ℃下孵育 20 min。

(10)PBS 洗 3 次,每次 2 min。

(11)滴加试剂 SABC 于 20~30 ℃下孵育 20 min。

(12)PBS 洗 4 次,每次 5 min。

(13)二氨基联苯胺(DAB)显色。

(14)脱水,透明,封片,镜检。

【实验结果】

目标检测物阳性着色。

【注意事项】

1.石蜡切片在染色过程中出现脱片现象

(1)烤片时间不够或温度不够,可以延长烤片时间或提高烤片温度。

(2)有些组织本身就容易掉片,如骨组织等,操作时冲 PBS 不要直接冲到组织上。

2.边缘效应

(1)切片上滴加的试剂未完全充分覆盖组织,导致边缘的试剂容易首先变干,浓度较中间部分高而致染色较深。

解决办法:试剂应充分覆盖组织,并超出组织边缘 2 mm 左右。

(2)组织边缘与玻片粘贴不牢,导致边缘组织松脱并漂浮在液体中,每次清洗时,不易将组织下面的试剂洗尽。

解决办法:制备优质的切片。切出尽量薄的组织切片,厚度小于 4 mm,组织的前处理也应规范,避免选用坏死较多的组织。

【思考题】

(1)免疫组化实验中为什么加 H_2O_2?

(2)免疫组化为什么会出现非特异性染色?如何控制?

第五节　血清蛋白分离技术

【实验目的】

(1)了解醋酸纤维素薄膜电泳法分离血清蛋白的原理。

(2)掌握醋酸纤维素薄膜电泳的操作方法。

【实验原理】

蛋白质属于两性电解质,在 pH 小于其等电点的溶液中为正离子,在电场中向阴极移动;而在 pH 大于其等电点的溶液中为负离子,在电场中向阳极移动。血清中含有多种蛋白质,它们所具有的可解离基团不同,因此,同一 pH 的溶液中所带净电荷不同,故可利用电泳法将它们分离。该方法目前广泛用于分析检测血浆蛋白、脂蛋白、糖蛋白、胎儿甲种球蛋白、同工酶、多肽、核酸及其他生物大分子。具有操作简单、快速、廉价的特点。

血清中含有 α-球蛋白、β-球蛋白、γ-球蛋白和白蛋白等。由于各种蛋白质的相对分子质量、形状及等电点都不同,导致在电场中迁移速度也不同。由表 5-1 可知,在血清中的 5 种蛋白质的等电点大部分低于 7.0,所以在 pH=8.6 的缓冲液中,均电离成负离子,在电场中向阳极移动。血清中常见蛋白质的等电点及相对分子量参见表 5-1。

表 5-1 血清蛋白等电点及相对分子量

蛋白质名称	等电点	相对分子质量
白蛋白	4.88	69
α1-球蛋白	5.06	200
α2-球蛋白	5.06	300
β-球蛋白	5.12	90~150
γ-球蛋白	6.85~7.50	156~300

醋酸纤维素薄膜电泳法在临床上常用于分析血、尿等样品中的蛋白质,以供临床上诊断肝、肾等疾病作为参考。例如,在肾病综合征患者中,血浆蛋白中分子量较小的白蛋白漏出,并随尿液排至体外,醋酸纤维素薄膜电泳图谱中白蛋白区带明显变小变浅。在多发性骨髓瘤患者中,血清蛋白质醋酸纤维素薄膜电泳图谱中可见不正常的球蛋白条带。

【实验器材】

醋酸纤维素薄膜(1.5 cm×8 cm,厚度 120 μm)、人血清、点样器(载玻片)、镊子、玻璃棒、电泳槽、直流稳压电泳仪。

【实验试剂】

健康人血清(新鲜,无溶血现象),0.07 mol/L 巴比妥-巴比妥钠缓冲液,漂洗液(每组 100 ml,包含 95% 酒精 45 ml、冰醋酸 5 ml 和水 50 ml),染色液(可重复使用),透明液(每组 20 ml,冰醋酸∶100% 酒精=3∶7)。

【实验步骤】

(1)薄膜浸泡:提前将醋酸纤维素薄膜浸泡 30 min 以上。

(2)准备电泳槽:在两个电极槽中,分别倒入等体积的电极缓冲液。滤纸条是两个电极槽联系醋酸纤维素薄膜的桥梁,故称为滤纸桥。将滤纸条对折,翻过来,使滤纸的两端能紧贴在支架上。

(3)点样:将薄膜的无光泽面朝上,在距阴极端 1.5 cm 处,用载玻片将血清点在点样处,形成有一定宽度、粗细均匀的直线。

(4)电泳:将点样端的薄膜平贴在阴极电泳槽支架的滤纸桥上(点样面朝下),另一端平贴在阳极端支架上。薄膜必须紧贴滤纸桥,绷直(中间不能下垂)。盖上电泳槽盖。接好电路,调节电流 0.4 mA/cm(20 min),再调电流为每厘米 0.6 mA/cm(20 min),电泳时间 1 h。

(5)染色:将染液倒入大培养皿中,电泳完毕立即用镊子取出薄膜,直接浸入染色液中,染色 5 min。

(6)漂洗:染色完毕,将薄膜自染液中取出,直接放入漂洗液中,至薄膜背景几乎无色为止。

(7)漂洗完毕,将薄膜取出,并贴在烧杯壁或培养皿上,不可有气泡,用吹风机稍吹干,用胶头滴管淋洗薄膜,将每组 20 ml 透明液淋洗完即可,再用吹风机完全吹干,此时薄膜透明,小心将薄膜从容器壁上取下。

【注意事项】

(1)点样时,样品一定要点在无光泽面,否则很难吸入。点样量也不宜过多,因为醋酸纤维素薄膜承受蛋白质的量有限,量过多则分子量相近的物质会相互争夺迁移而重叠,影响结果的观察。

(2)在电泳前,醋酸纤维素薄膜一定要在缓冲液中充分浸透,否则有碍电泳分离。浸泡过夜效果最佳。

(3)电泳时,电压应控制在 110~140 V。若电压过高,产热量大,会破坏蛋白质样本,而且带电颗粒移动速度快,分离效果也不理想。

(4)电泳开始后,原则上不能再取放薄膜,以防触电。如必须取放,必须先关闭电源。

【思考题】

(1)电泳后,泳动在最前面的是何种蛋白质?各谱带为何种成分?请分析原因。

(2)电泳时,点样端置于电场的正极还是负极,为什么?

(3)电泳已开始,发现有错(膜条放置错误,滤纸未浸入缓冲液或电泳槽与电泳仪连线有错)怎样纠正(操作)?

(4)肝硬化和肾衰患者的醋酸纤维素薄膜电泳图谱和区带定量测量结果有何异常,为什么?

第六节 组织 DNA 的提取及鉴定

【实验目的】

(1)掌握并熟悉动物组织 DNA 提取的方法。

(2)掌握并熟悉紫外分光光度法检测和鉴定 DNA 浓度、纯度的方法。

【实验原理】

相当纯度的完整的 DNA,可用于基因诊断、构建基因组文库、DNA 酶切图谱、多态性分析等。较理想的 DNA 样品应达到以下三点要求:

(1) 排除 RNA 分子的污染和干扰；

(2) 最大限度地降低蛋白质、多糖和脂类分子的污染；

(3) 不应存在对酶有抑制作用的有机溶剂和过高浓度的金属离子。

DNA 一般以核蛋白形式存在于细胞中。在提取 DNA 时，既要保持 DNA 分子的完整性，又要将 DNA 与蛋白质、脂类和糖类等成分分离。在本实验中，采用阴离子去垢剂十二烷基磺酸钠(SDS)将细胞膜、核膜消化破裂，组织蛋白变性沉淀，使 DNA 从核蛋白中游离分开；加入柠檬酸钠或乙二胺四乙酸二钠(EDTA-Na_2)来除去激动脱氧核糖核酸酶(DNase)的金属离子，以防止组织中 DNase 降解 DNA；同时，SDS 也能使 DNase 变性失活。蛋白酶 K 可水解蛋白质，消化 DNA 酶。分离后的 DNA，用饱和酚/氯仿抽提除去蛋白质，然后用氯仿抽提除去 DNA 溶液中微量酚的污染，最后用 100% 酒精沉淀 DNA，得到基因组 DNA。

DNA 在 260 nm 处有最大吸收峰，因此，测 DNA 的 A_{260}，可计算其浓度。而在 280 nm 处蛋白质有最大吸收峰，可通过测定 $A_{260\,nm}/A_{280\,nm}$ 的值，检测 DNA 的纯度，该比值介于 1.8 和 2.0 之间。

【实验器材】

小白鼠、台式离心机、陶瓷研钵、水浴箱、移液器、洗瓶、紫外分光光度计、石英比色皿、滤纸等。

【实验试剂】

生理盐水、DNA 提取试剂盒(Proteinase K、Buffer PP、Buffer CL、RNase A、Buffer GE)、100% 酒精、70% 酒清。

【操作步骤】

1. 肝组织匀浆

麻醉处死小鼠，称取 50 mg 新鲜肝脏组织，用预冷生理盐水洗去血液，用滤纸吸干水分后，剪碎组织，置于研钵或组织匀浆器中，并加入 300 μl Buffer CL，冰上研磨。将肝匀浆液置于 EP 管中，加入 1.5 μl Proteinase K，涡旋仪上涡旋震荡 10 s，然后于 55 ℃ 孵育直到组织溶解(约 1 h)。

2. 提取 DNA

(1) 加入 1.5 μl RNase A，颠倒混匀，于 37 ℃ 孵育 15～60 min。

(2) 冰上孵育 1 min。

(3) 加入 1/3 体积的 Buffer PP，涡旋仪上涡旋震荡 20 s，然后 12 000 r/min 离心 3 min。

(4) 取上清液置于一个新的 EP 管中，加入等体积异丙醇，颠倒混匀，直至絮状沉淀(纤维状 DNA)从溶液中析出。以 12 000 r/min 离心 1 min，弃去上清液。

(5) EP 管中加入 300 μl 70% 酒精洗涤 DNA 沉淀，颠倒数次。12 000 r/min 离心 1 min，弃去上清液，室温下干燥 15 min。

(6)加入 50 μl Buffer GE 溶解 DNA,室温保存待测。

【注意事项】

(1)由于 DNA 主要存在于细胞核内,在破碎肝脏时,既要尽可能多保留完整的细胞核,又要尽可能地将细胞膜破碎,最终以保留 60%～70% 的完整细胞核为宜。不宜用电动研磨器制备匀浆,以防 DNA 过度断裂。

(2)提取时应尽量保持低温。

(3)酚和氯仿均有很强的腐蚀性,操作时应避免接触皮肤。

(4)用氯仿除去组织蛋白时,要不断振荡使蛋白质充分变性。如果需得到高纯度的 DNA,可加入 Proteinase K 来降解蛋白质。

(5)在波长 260 nm 紫外线下,1OD 的光密度值相当于单链寡核苷酸浓度为 20 μg/ml,单链 DNA 或 RNA 的浓度为 40 μg/ml,双链 DNA 的浓度为 50 μg/ml。以此来计算核酸样品的浓度。紫外分光光度法只适用于测定核酸溶液浓度＞0.25 μg/ml 的样品。

【思考题】

(1)$A_{260\ nm}/A_{280\ nm}$ 的值介于 1.8 和 2.0 之间有什么意义?

(2)提取和纯化的组织 DNA 有什么用途?

(3)实验中如何检测和保证 DNA 的质量?

第六章 中医学实验常用仪器操作

第一节 多部位微循环显微仪及其应用

多部位微循环显微仪是一种新颖的医用光学电子仪器。配备特殊的双灯冷光源,亮度可连续调节。显微镜设计为双目观察和双视野、大景深、长工作距离镜头。通过专用的高分辨率CCD摄像机和监视器,适时、动态、清晰地显示微循环图像。在显微观察的同时,可进行同步照相、录像和分析。也可以连接图像处理系统,对微循环图像进行动态分析、冻结、采集,测量微血管管径、管长和血流速度等指标。对微循环进行专家分析和医学积分,打印精美的图文报告单,常用的WX-6型多部位微循环显微仪配有电动升降工作台,可供卧位、坐位观察使用。主要用于人体甲襞、球结膜、唇、舌尖、口腔黏膜和肌肉的毛细血管检查,均无创伤性和任何副作用。

一、主要技术指标

(一)仪器构成

1. 双目变倍的显微镜

(1)显微镜目视放大倍率(10×目镜):垂直观察,低倍为50×,高倍为120×,水平观察为50×。

(2)显微闭路电视放大倍率(用14英寸监视器):高倍约为450×,低倍约为185×。

(3)显微镜工作距离:低倍为38 mm,高倍为7.5 mm。

(4)目镜视度调节范围:±5屈光度。

(5)双目中心距离调节范围:55~75 mm。

(6)显微镜升降范围:0~24 mm,水平移动范围:0~12 mm。

(7)移动座采用X、Y移动手轮操作,移动范围:30 mm×30 mm。

(8)颌架升降范围:0~85 mm。

(9)电动升降工作台升降范围:0~200 mm。

(10)移动架升降范围:0~150 mm;水平旋转角度:360°。

2. 双灯冷光源

(1)光源采用汞灯、卤钨灯双灯的冷光源。汞灯为125 W(220 V)。卤钨灯为50 W(12 V)。

(2)额定电压 220 V,电频率 50 Hz。

(3)额定功率:≤210 W。

(二)成像系统

(1)DF 型照相机壳。

(2)摄影目镜(10×)。

(3)底片 135 胶卷(自备)。

(4)幕帘式焦平面快门,速度分为 12 挡,及手控速度"B"门。

(5)测微目镜内划分在不同倍率下,每小格示值:放大倍率 50×,每小格示值 50 μm;放大倍率 120×,每小格示值 8.33 μm。

二、观察部位

(一)甲襞微循环

1. 甲襞微循环的分布与血流

甲襞是覆盖在指甲根部的皮肤皱褶,表面为鳞状上皮所覆盖,其中真皮突起形成乳头。每个乳头区有一支到几支形如襻状的毛细血管,故称为毛细血管襻。毛细血管襻由较细的输入支、襻顶和较粗的输出支三部分组成,呈发夹状。血流从输入支基底部流入,经襻顶,再从输出支基底部流出。流入输入支的血流主要来自弓形动脉,从输出支流出的血液进入乳头下静脉丛。此处微血管交错成丛,甲襞微循环观察所见的深度可达到乳头下静脉丛。

2. 观察方法

(1)显微镜

一般皆在低倍镜下观察,选用平场消色差目镜和物镜,以减少因手指表面球面所造成的成像模糊。

(2)光源

①强光:45 度折射光,要使视野清晰,至少应在 5 V,40 W 以上。

②聚光:要在甲襞处形成 0.5 cm 光斑。

③冷光:防止灯光过照影响观察真实情况,故必须在灯光前加隔热片,使照射 20 min 后局部温度上升不超过 3 ℃。一般室温在 15~25 ℃最佳。

④滤光:由于红黄色光照射局部后,微血管与周围组织都显红色,反差少,看不清红细胞移动,因绿与红互为补色,故常加蓝绿色或黄绿色隔热玻片或滤色膜。使用经过滤色的冷光则红细胞流动清晰可见。

(3)目镜测微尺

安装在目镜内的一种测微板尺,直径 15 mm,分 10 大格,每大格分 10 小格,共计 100 小格。将其安入目镜光阑上,插入显微镜的抽管中,即可测量毛细血管的宽度(在显微镜中观察,每小格 10 μm)及每毫米宽度内的毛细血管数目(根数)。

(4)手指固定架

用石膏、有机玻璃或金属等制作,以使手指固定舒适。

(5)观察油

使皮肤透明,帮助光线折射,减少漫反射。一般用香柏油、液状石蜡均可。

3. 观察指标和方法

(1)毛细血管襻的形态

①清晰度:清晰可见。85%以上清晰可见为正常,模糊、消失为异常。

②排列:排列整齐为正常,不规则、紊乱为异常。

③外形:发夹状或微变交叉状为正常,除正常以外皆属异常。异常率超过 30%才有意义。健康人 80%以上管襻为正常,年龄增大,异常率增高。

④数目:以目镜测微尺计数 3 个不同区,计数(根数/mm)取平均值。6~12 支/mm 为正常,平均 7 支/mm。

⑤长度:取平均值,不同人管襻长度差异很大,但每个人各管襻长度则较接近。

⑥管径:测量本指标最好采用电视扫描定量仪或激光微循环显微镜。如不具备上述仪器,则可采用目镜测微尺测量(150 倍以上放大方较准确),或以并排平行通过管襻中部的红细胞个数(1 个 7 μm)来确定。正常情况下,微动脉管径≈(9.16±0.95)μm,微静脉管径≈(12.04±1.59)μm。微动脉管径/微静脉管径为 1:1.3~1:1.5。

⑦襻顶宽度:正常为 43~47 μm。

⑧乳头下静脉丛:由细静脉组成,能容纳较多血液,观察时分为未见、轻度(有细而断续的静脉丛)、重度(粗大、明显、连接成网)三个等级。可观察 10 个视野,求出各类的平均值。正常人的可见程度与年龄相关,儿童较明显,青春期后减少,成年人可见,老年人明显可见。

⑨管壁张力:柔和、均匀、光滑为正常;锯齿状弯曲,或麻痹性舒张,或僵直状为异常。

(2)微血流动态

①血液流态:常见的有线流(血流连续,无红细胞集聚现象)、泥沙流(血流中有轻度的红细胞集聚现象)、虚线流(血流中的红细胞呈粒状流态)、絮状流(红细胞聚集,与血浆呈分离状)。正常情况下,呈均匀连续流态。如呈絮状则为异常。

②襻顶血流:流畅为正常,膨大、瘀血为异常。正常人亦可见少量襻顶膨大或瘀血,但不超过 20%。

(3)血流速度

①精确测量法:可用示波器光点同步扫描法、显微电视法或超声多普勒法等方法。

②简单秒表法:先测一个平直管襻的长度,再计量一个红细胞通过所需的时间。一般情况下,细动脉约为 1.7 mm/s,细静脉约为 0.9 mm/s。

③流态半定量法:根据流态可以大致确定流速,这种方法不需特殊仪器,易于掌握运用。在显微镜下,血流从正常到停滞可分为 7 级,分别为线流＞1.6 mm/s,线粒流＜1.6 mm/s,粒线流＜1 mm/s,粒流＜0.6 mm/s,粒缓流＜0.4 mm/s,粒摆流＜0.2 mm/s,停滞＝0 mm/s。

(4)微血流血色

一般分为鲜红、暗红、淡红三类。观察时,在未经滤色的光线下观察 10 根微血管襻中的血色,求出各类血色所占的百分比。正常情况下,微血管血色均为鲜红色。

(5)襻周状况

①清晰:管襻周围和襻顶部有边缘清晰的透亮区,无渗出或出血,为正常。

②渗出:管襻周围边缘不清、看不清血流或有明显的渗出物。

③出血:管襻顶部可见三角形、半月形或帽状、点状、片状出血。新鲜的出血呈鲜红色,陈旧性出血呈紫红色或黄褐色。

(6)乳头状态

甲襞第一排管襻顶缘可见到一排波浪形圆丘,该处是鳞状上皮与真皮交接处。

①正常:乳头整齐,呈弧形波浪,每一乳头可见一支或数支毛细血管襻。

②异常:波浪形圆丘消失或平直、低矮,管襻数目减少。观察 10 个乳头,求出各类所占百分比。

(二)舌尖微循环

1. 舌尖微循环的分布与血流

舌尖微循环的血液主要来自舌动脉,舌动脉的分支主要有背支、舌下动脉和舌深动脉。舌深动脉是舌动脉的末梢部分,在舌内构成丰富的毛细血管网,其血液灌注到舌黏膜表面或舌乳头内的毛细血管。回流的血液则进入固有膜内的静脉丛,汇合成舌静脉。舌黏膜表面的每一个丝状乳头内都有 1～4 根较短的毛细血管襻,但其与表层不靠近,且覆盖的上皮细胞层因较厚而不易观察。而菌状乳头内有较大的血管到达基底部且分成多个毛细血管襻,与表皮非常靠近,覆盖的上皮细胞层薄,故在显微镜下容易观察。

2. 观察指标及观察方法

(1)舌乳头横径:用目镜测微尺分别量取 3 个与微血管丛垂直的菌状乳头和丝状乳头的最大横径值,分别求出平均值。

正常参考值:菌状乳头 0.21～0.92 mm,平均 0.50 mm;丝状乳头 0.13～0.33 mm,平均

0.20 mm。

(2)舌乳头微血管丛数和丛中管襻数:计数3个显微镜视野下的舌乳头内微血管丛,求平均值(不同倍数的视野内微血管丛数不同);再观察菌状、丝状乳头各3个,计算每个乳头内的管襻数。

正常参考值:菌状乳头中微血管丛中的管襻数为(8.07 ± 2.12)根/丛,丝状乳头中管襻数为(3.05 ± 0.86)根/丛。

(3)舌乳头内微血管丛形态:菌状乳头内微血管丛形态分为树枝形、花瓣形、网孔形、发团形和其他形五类。每例分类计数10个血管丛,求出各类所占的百分比。

正常时以树枝形与花瓣形为主,约占70%,网孔形、发团形约占30%。

(4)微血管襻周围状况:一般分清晰、渗出、出血三类。检查方法同甲襞微循环,每例分类计数10个微血管襻周围状况,求出各类所占百分比。正常人管襻清晰者占90%以上。

(5)血流颜色:分类和检查方法同甲襞微循环,分鲜红、暗红、淡红三类。每例计数10支管襻血色,求出各类所占百分比。正常人血色均为鲜红。

(6)管襻瘀血及乳头扩张:乳头中出现1根以上管襻瘀血者为瘀血乳头。乳头中出现1根以上管襻扩张者为扩张乳头。正常时瘀血或扩张乳头数均少于30%。

(7)管襻内血流速度:分类和观察方法均同甲襞微循环。正常人85%呈快速流动,10%血流观察不清,5%血流移动缓慢。平均血流速度约为0.5 mm/s。

(8)管襻内血液流态:分为直线流、泥沙流、虚线流、絮状流四类。观察方法同甲襞微循环。正常人90%以上流态呈直线流。

(三)眼球结膜微循环

1. 球结膜微循环分布与血流

球结膜是一层薄而透明的黏膜,正常情况下,微血管表浅,清晰度高,能较全面地观察到微循环的各种血管,即在一个视野中能同时观察到微动脉、毛细血管和微静脉。球结膜较白,微血管中的红细胞与底色反差较强;同时,球结膜表面湿润,可散除因光线照射而产生的微热。

球结膜的血液供应主要来自颈内动脉的分支——眼动脉。眼动脉有三个分支,即外睑动脉、内睑动脉及睫状前动脉。球结膜微循环主要观察其浅在微血管的形态和血流动态。同时也要注意深在的睫状前动脉、静脉的分布和形态。一般浅层血管比深层血管细,浅层血管中静脉系统明显多于动脉系统。

正常人球结膜上、下、左、右各分布有1~2根小动脉及小静脉,肉眼即可看见。其细动脉走行较直,细静脉走行弯曲,呈波浪形,但外形柔和自然。毛细血管网呈树枝状,微动脉与微静脉近似平行,但血流方向相反,微动脉中血流较快,微静脉中血流较慢。

2.观察指标及方法

(1)观察体位:可采取坐位或卧位。坐位时头部要固定,不能上下左右移动,显微镜水平放置进行观测。卧位时显微镜垂直放置进行观测。

(2)部位选择:尽量选择外界因素影响较小的球结膜部位。因鼻侧微血管局部影响因素较多,睑裂斑比较明显,可见范围较小,故颞侧球结膜更适于微循环的观测。

(3)放大倍数:一般放大35倍以上,可以在20×、40×、60×、80×、100×时观察。由于眼球在强光下有不自主的运动,且球结膜呈丘形,若放大倍数过大,则视野狭小,景象反而不清。

(4)照明光线:照明局部的温度不能过高,光点尽可能细小,达到既能进行观测,又避免光线直接射入瞳孔的目的。

(5)观察程序:先用低倍镜观察球结膜整体情况,再用高倍镜逐项观察。观察时要注意避开睑裂斑、动-静脉短路支、静-静脉吻合支、动-动脉吻合支及出入下睑的血管。

3.观察指标

(1)微血管分布与形态

①清晰度:血流、血管和管径都清晰可见为清晰;只能隐约看见血细胞流过,血管边缘看不清楚为稍差;血流和血管边缘都不清楚为模糊。

②微血管数:在25×~40×镜下观察时,以目镜测微尺检测两个不同视野浅层微血管的平均数(包括细动脉、毛细血管、细静脉)。以"支/mm"表示。

③缺血区:在25×~40×镜下观察时,大于三个毛细血管网格区域内无血管者,称为缺血区。

④管径:以目镜测微尺进行测量(在照相后的底片上测量,或在电视荧光屏上直接测量),先测出小静脉和细静脉的管径,再测出小动脉与小静脉之比、细动脉与细静脉之比,然后换算出小动脉和细动脉的管径。

⑤动静脉比:正常人为1:1.5~1:2.5。疾病时可增大或缩小。如老年人、高血压病患者、动脉硬化患者等,其小动脉、细动脉变细,动静脉之比增大。

⑥粗细不均:正常时微血管管径比较统一,无膨大和缩小。异常时可出现管径粗细不均匀。

⑦边缘不齐:边缘不光滑,呈锯齿状。

⑧微血管走行异常:正常时微血管动脉、静脉呈并行排列状,走行较直,毛细血管可出现轻度弯曲。如出现较多弯曲或盘绕、螺旋,甚至呈丝球状,则为异常。

⑨网络结构:正常时球结膜微血管呈树枝状结构。如出现较多的网络,则说明毛细血管有增生或闭锁的现象。

⑩囊状扩张:微血管局部出现囊状扩张,明显见到与血管相连,有时可见多处。多见于

心血管疾病、糖尿病及结缔组织病。

⑪微血管瘤：微血管局部膨隆形成瘤状，几乎见不到与血管的连接，称为微血管瘤。一般都标志着微血管病理存在。

(2)微血管血流颜色及流态

①血色：可分为淡红色、红色、暗红色、紫红色等四种情况。观察方法同甲襞微循环。

②血液流速：观察方法同甲襞微循环。

③红细胞聚集：观察方法同甲襞微循环。

④白色微血栓：观察方法同甲襞微循环。

⑤白细胞数：正常时，白细胞可见；如多量连续出现则为增多。长时间、多处见不到白细胞则为全无。

⑥动-静脉短路支：正常时动静脉不直接相连，异常时动静脉可形成短路。

(3)管襻周围变化

①渗出：微血管通透性亢进，液体向周围渗出导致形态模糊。

②水肿：渗出严重，淋巴回流障碍，微血管局部水肿呈小水疱样。

③出血：一般为局部性，严重时扩散到整个球结膜。

④含铁血黄素沉着：一般为陈旧性出血的改变。多见于睑裂斑，为黄褐色点、片斑块。

三、微循环观察在中医诊断中的研究和应用

微循环观察在中医诊断中的研究和应用较多，涉及络脉望诊、微观望舌、辨证学和疾病诊断等多个领域，这里仅介绍部分内容以供参考。

(一)微循环观察在中医络脉望诊中的研究和应用

1. 望爪甲与甲襞微循环变化

爪甲色泽与血流相关，甲襞微循环反应更为敏感，常见者有三种。

(1)爪甲淡白：甲襞管襻缩短、口径纤细，血色浅淡、血流缓慢。

(2)爪甲深红：甲襞微血管增生、扩张、增粗，血色深红，流速加快。

(3)爪甲青紫：甲襞微循环管襻排列紊乱，异形管襻瘀血、血色暗红。

2. 望舌质与舌尖微循环变化

舌质的颜色与血流相关，因此，从微循环角度研究舌质者较多，常见者有四种。

(1)淡红舌：管襻以树枝形和发夹形为主，管襻清晰，襻顶瘀血者少于30%，血色鲜红，流速85%以上为快速，呈线带状，无渗血或出血。

(2)淡白舌：微血管丛减少，管襻口径变细，血色淡红，微血管出血、襻周渗出明显，常有舌乳头肿胀。

(3)红绛舌：舌乳头横径增大，乳头数增加，血管襻增粗、清晰、充血，血色鲜红，血流加快。

(4)青紫舌：异常血管丛和瘀血血管丛增多，红细胞聚集明显，血色暗红，流速减慢，呈絮状或泥流状，管襻周围常有出血或渗出。

3. 望目与球结膜微循环变化

望目时，白睛清白、红赤等与球结膜微循环关系尤为密切。

(1)白睛清白：与甲襞和舌尖微循环中的"爪甲淡白""淡白舌"的微血管数、口径、血色等类似。

(2)目睛红赤：与甲襞和舌尖微循环中的"爪甲深红""红绛舌"的微血管数、口径、血色等类似。

(二)微循环观察在中医辨证中的研究和应用

1. 瘀血辨证

(1)微血管痉挛：如甲襞微血管减少，模糊不清，长度缩短，口径变窄，或粗细不均。

(2)微血流瘀滞：可见血流缓慢，慢粒流，甚至停滞，襻顶扩张，血色暗红、红细胞聚集者超过30%。

(3)微血管异形：可见甲襞微循环呈"8"字形、扭曲形、菜花形。球结膜微血管迂曲、螺旋。舌尖微循环异形管丛明显增多。

(4)红细胞聚集：轻度聚集如泥沙状，中度聚集可见大小不等的聚块。

(5)微血管渗出：可见管襻周围边缘不清，襻周间隙扩大，或见明显渗出物，甚则襻顶有帽状、半月状出血。

(6)微血管闭塞：可见微血流缓慢、红细胞聚集、微血栓形成等。

2. 阴虚阳虚辨证

(1)阴虚证：微循环常见浅（表浅）、显（清晰）、快（流速快）、多（微血管丛多）、长（管襻长）、粗（口径粗）等属于阳的特点，是阴虚阳亢的现象之一。如在甲襞微循环中可见管襻清晰，血流较快，单位面积管襻可见数目较多、管襻较长、口径较粗的特征。

(2)阳虚证：微循环常见深（深沉）、隐（不清晰）、慢（流速慢）、少（微血管丛少）、短（管襻短）、细（口径细）等属于阴的特点，是阳虚阴盛的现象之一。如在甲襞微循环中可见管襻隐晦，血流较慢，单位面积管襻可见数目较少、管襻较短、口径较细的特征。

3. 气血津液辨证

(1)气虚证：微循环管襻不清，充盈度差，数目少，长度短，血流缓慢，流态呈虚线状。

(2)气滞证：舌乳头有角化现象，管襻排列不齐，管襻迂曲、增长，口径增大，襻顶瘀血，静脉瘀血，血色暗，流速慢，流态呈断线状。

(3)血虚证:舌乳头形态平滑稀疏,管襻充盈度差,数目少,管径细小,血色淡红,流速中等,流态呈虚线状、断线状。

(4)气滞血瘀证:管襻紊乱不齐,管襻痉挛,襻顶可有瘀血,流速慢呈断线状,襻周有渗出或出血。

(5)气血两虚证:管襻较模糊,张力差,管襻数减少、缩短,口径小,襻顶充盈,血色暗红,流速慢,流态不清,襻周不清楚。

(6)水液内停:舌乳头发育不良,色混,肿胀,微动脉细,微静脉大,襻周渗出多。

(7)津液不足证:丝状乳头角化脱落,管襻清晰,数目减少,管径变细,血色鲜红。

4. 脏腑辨证

(1)肺气虚证:舌菌状乳头内微血管数目少,微血流呈暗红色。

(2)心气虚证:舌菌状乳头内微血管数目少,颜色浅淡。

(3)脾气虚证:舌丝状乳头发育不良、低矮,无明显角化现象。

(4)肾阳虚证:舌菌状乳头肿胀,微血管模糊,血色浅淡;甲襞管襻数减少,血色浅黄或红,冷水刺激后,管襻先收缩后扩张。

(5)肾阴虚证:舌菌状乳头肿胀,微动脉变细,微静脉变粗、扩张;甲襞管襻数较多,血色深红。

第二节 舌苔脱落细胞检测与舌诊客观化

一、舌苔脱落细胞介绍

舌苔的形成主要与丝状乳头分化、口腔环境等因素相关。丝状乳头的复层扁平状上皮分化成完全角化或不完全角化的"角化树",在"角化树"的间隙中,混合有脱落的上皮细胞、食物碎屑、唾液、细菌、真菌及渗出的白细胞等而形成舌苔。因此,舌苔的形成与舌黏膜上皮细胞的角化脱落关系极为密切。

舌苔脱落细胞主要有正常脱落细胞与变性脱落细胞两大类。正常脱落细胞包括上皮细胞、非上皮细胞,变性脱落细胞主要包括上皮细胞的退化变性、炎症变性、核异质、异常角化四种。

(一)正常脱落细胞

正常脱落细胞常见复层鳞状上皮细胞、血细胞两类。

1. 复层鳞状上皮细胞

复层鳞状上皮细胞被覆于体表和外界直接相连的腔道,如口腔、咽喉、食管、肛门、阴道及子宫颈外口等部位和全身表皮。其基本结构分为基底层细胞、中层细胞和表层细胞三种。

(1)基底层细胞:由内底层细胞与外底层细胞组成。

①内底层细胞:又称发生层细胞,紧贴基膜,位于上皮最深部,为单层立方体或柱状细胞,复层鳞状上皮细胞均由此产生。在脱落细胞中,此层细胞呈圆形,直径为13~15 μm。细胞核呈圆形或椭圆形,居中或略偏位。由于此层细胞难于脱落,在舌苔脱落细胞片中较少出现。

②外底层细胞:又称深棘层细胞,由2~3层细胞组成,位于内底层细胞之上。在脱落细胞中呈圆形、卵圆形或不规则圆形,直径为15~30 μm,比内底层细胞大。此层细胞在黏膜萎缩、糜烂、溃疡等表面细胞脱落时可以见到,正常舌苔脱落细胞片中也不易见到。

(2)中层细胞:又称浅棘层细胞,由外底层细胞发育而来,紧贴于外底层之上。在脱落细胞中呈不规则圆形、菱形或多边形,直径为30~40 μm。细胞核相对较小,中心位,胞质量多,半透明,边缘有皱褶,常卷曲,核浆比为1:2~1:3。

(3)表层细胞:又称角质层细胞,位于上皮层的最表面。在脱落细胞中一般呈多角形,也有为圆形或卵圆形,细胞体积较大,直径为40~60 μm,细胞核小而圆,胞质薄而透明,边缘往往卷折。核浆比为1:3~1:5。根据细胞的角化程度,表层细胞又可分为以下三种:

①角化前细胞:又称为颗粒细胞,胞核比中层细胞小。

②不全角化细胞:又称角化细胞,位于最表层。

③完全角化细胞:又称超角化细胞,细胞极薄而呈皱褶状,胞核完全消失。

由角化前过渡到不完全角化期间的细胞,称为过渡期细胞。这类细胞胞质色淡而纤细,根据染色分嗜碱性(巴氏染色湖蓝色)及嗜酸性(巴氏染色粉红色)两种,在计数时胞质湖蓝色者归属于角化前细胞,胞质粉红色者归属于不全角化细胞。

一般情况下,复层鳞状上皮细胞形态和巴氏染色变化规律是:从深部到表浅,细胞体积由小到大,胞核由大到小,胞核染色由浅到深,胞质染色变化为蓝绿色→湖蓝色→粉红色→红黄色。

2.血细胞

在舌苔脱落细胞中,除上皮细胞外,还有大量非上皮细胞,构成了舌苔制片的背景,故又称背景细胞,最常见的非上皮细胞是血细胞,主要有白细胞和红细胞两种。

(1)白细胞:经巴氏染色呈淡蓝或蓝绿色,胞核染成深蓝黑色。

①中性粒细胞:呈不规则形,制片干燥后直径10~15 μm。瑞氏染色呈粉红色,有许多细小均匀可见的紫红色中性颗粒。细胞内有2~5个小分叶状核,小核间有核丝相连,染成深紫红色。

②嗜碱性粒细胞:呈圆形,直径约10 μm。胞核常被颗粒遮盖,清楚时可见2~4个分叶,染色质粗糙。胞质常呈淡紫红色,含少量粗大不均、排列不规则的紫黑色颗粒。此类细

胞在涂片中极少见。

③嗜酸性粒细胞:呈圆形,直径 12~15 μm。胞核常分两叶,呈"眼睛"形。核染色质粗,呈紫红色。胞质充满粗大、均匀、整齐的橘红色嗜酸性颗粒。此类细胞在涂片中较少见。

④淋巴细胞:呈小圆形,直径 6~10 μm。细胞内有较大的胞核,核染色质呈深紫色,几乎充满细胞,核的一侧凹陷。胞质仅在核的一侧显现灰色或天蓝色,甚至不见胞质。

⑤大单核细胞:呈不规则圆形或椭圆形,直径 15~25 μm。胞核大而不规则,呈肾形或马蹄形,多扭曲折叠,染色质稀疏如网状,染成淡紫红色。胞质较多则染成淡蓝色。

⑥浆细胞:呈卵圆形,直径约 10 μm。外形边缘可呈火焰状,胞核多偏位,染色质颗粒粗大,呈车轮状排列,核周的胞质染色较淡,形成"核周晕"。胞质丰富,染成蓝色,内多空泡。

(2)红细胞:呈两面微凹的圆盘形,无核,平均直径 7.2 μm,厚约 2 μm,侧面看呈哑铃形。瑞氏染色呈粉红色,中央较淡;巴氏染色呈鲜红色。涂片中出现红细胞提示有局部出血。

(二)变性脱落细胞

变性脱落细胞主要有上皮细胞退化变性、炎症变性、核异质与异常角化四种。

1. 上皮细胞退化变性

上皮细胞可因营养不良、脱落太久、供血不足、组织坏死、标本保存欠妥而发生退化变性。常见的有肿胀性退化和固缩性退化。

(1)肿胀性退化:细胞因变性、水分增多而肿胀增大到正常的 2~3 倍,胞质呈泡沫状、蛛网状,或出现空泡;胞核挤向边缘,呈"戒指"形细胞,也可肿胀增大到正常的 2~3 倍,核染色质颗粒变粗而淡染,模糊不清,甚至核膜溶解、消失,常见于复层扁平上皮细胞的底层细胞。

(2)固缩性退化:细胞因失水而体积缩小,胞质浓缩,胞质染色由蓝变红或为不同程度的红黄色;胞核体积缩小,染色质凝集致密,着色很深,称为固缩核,最后染色质崩解成碎片,着色变浅或消失,常见于鳞状上皮细胞。

2. 上皮细胞炎症变性

常见的是鳞状上皮细胞的炎症变性。常表现为核肥大、核异形、核固缩或核碎裂;而胞质可呈明显形态变异,如蝌蚪形、梭形或其他不规则形态。

3. 核异质

核异质细胞是介于良性和恶性之间的一种过渡阶段细胞。核形态不正常,核的大小、形态异常,数目增多,染色增多,或分布不均,核膜增厚,核边不整齐等,约 70%病例可恢复正常,30%可发展为癌细胞,其改变重点是细胞核在明显增大的基础上有一定程度的畸形与染深,而炎症变性细胞的核虽增大,但不伴畸形与染深,或虽染深而核固缩变小。

4. 异常角化

鳞状上皮细胞核的分化程度,超过了正常的分化程度而过度成熟,称为异常角化。在巴氏染色中表现为上皮细胞核尚幼稚,而胞质已变成红色。此现象若出现于表层角化前细胞,则称假角化;若出现于中层或底层细胞,则称早熟角化。有人认为是癌前表现。

二、舌苔脱落细胞检测在中医诊断中的研究

舌苔脱落细胞检测在中医诊断中的研究较多,涉及舌苔细胞学、辨证学、疾病诊断等多个领域,这里仅介绍部分内容以供参考。

(一)舌苔脱落细胞检测在常见舌苔微观识别中的研究

1. 薄白苔

印片背景清晰。细胞分布均匀,以不全角化细胞为主,不全角化细胞≥90%者占90.0%,完全角化细胞≥10%者占22.1%～45.4%。偶可见渗出的白细胞,中性粒细胞占25.1%～45.4%。

2. 厚白苔

印片背景较脏,可见细菌、真菌。细胞分布多重叠、堆积,不全角化细胞≥90%者占86.7%,完全角化细胞≥10%者占44.8%～74.1%,可见中层细胞。大量渗出的白细胞中,中性粒细胞占55.2%～77%,可见单核或多核细胞。

3. 白腻苔

印片背景较脏、细菌多。细胞分布有堆积,部分上皮细胞变性甚至碎裂,不全角化细胞≥90%者占83.1%,完全角化细胞≥10%者占75.0%,有变性上皮细胞者占70.8%。中性粒细胞和淋巴细胞大量出现。

4. 薄黄苔

印片中完全角化细胞≥10%者占57.1%～71.4%,变性上皮细胞占59.8%。较多渗出的白细胞中,中性粒细胞占33.5%。

5. 黄燥苔

印片中完全角化细胞≥10%者占64.5%。大量渗出的白细胞中,中性粒细胞占77.8%,淋巴细胞占19.0%。

6. 厚黄苔

印片背景较脏。脱落细胞体积较大,细胞分布多重叠,完全角化细胞≥10%者占54.5%～82.1%,中层细胞占3.3%。大量渗出的白细胞中,中性粒细胞占67.0%～89.9%,淋巴细胞占28.0%。

7. 黄腻苔

印片背景较脏、细菌多。脱落细胞体积大,细胞分布成堆出现,不全角化细胞≥90%者占84.0%,完全角化细胞≥10%者占82.3%,部分上皮细胞破碎。大量渗出的白细胞中,中

性粒细胞占 68.1%～85.2%,淋巴细胞占 27.6%。

8. 灰黑苔

印片背景脏,满布碎细胞、细菌、真菌。脱落细胞体积大,细胞分布成堆较多,完全角化细胞≥10%者占 75%,有破碎上皮细胞,100.0%有变性上皮细胞出现。

9. 剥落苔

印片有成堆白细胞或大量细菌菌落出现。细胞体积较小、萎缩、边缘厚,细胞分布成堆成片。完全角化细胞≥10%者占 50.0%～81.2%,中层细胞占 31.3%,出现核固缩、碎裂、溶解、胞质空泡、崩解等变性上皮细胞。大量渗出的白细胞中,中性粒细胞占 60.0%～66.6%。

(二)舌苔脱落细胞检测在中医辨证中的研究举例

1. 寒证与热证

舌苔脱落细胞角化水平寒证患者明显低于热证患者,而角化前细胞计数则相反,寒证患者明显高于热证患者;寒证与热证患者舌苔印片中均有大量的白细胞,但表现不同,中性粒细胞计数寒证高于热证,淋巴细胞则寒证少于热证。这种现象可能主要与寒证患者机体功能低下,代谢缓慢,影响上皮细胞更新过程有关。

2. 虚证与实证

舌苔脱落细胞中,虚证患者不全角化细胞的平均数高,完全角化细胞的平均数低;而实证患者完全角化细胞的平均数较高,苔面细菌较多。

3. 阴虚证与阳虚证

均有上皮细胞过度角化倾向,阴虚证患者舌苔印片背景清晰,以不全角化细胞增多为主,有时可见到中层细胞。而阳虚证患者舌苔印片背景较脏,上皮细胞、白细胞、细菌较多,以完全角化细胞增多为主。这种现象可能主要与阴虚患者和阳虚患者的舌象不同有关。

4. 气虚证

舌苔印片中完全角化细胞计数减少,而未角化细胞计数增多。这种现象可能与气虚状态下角蛋白合成及转运速度降低,减缓了上皮细胞角化死亡过程有关。

5. 脾虚证与脾不统血证

脾虚证患者舌苔印片中不全角化细胞明显减少,角化前细胞及中层细胞显著增多。脾不统血证患者舌苔印片中也以不全角化细胞减少、角化前细胞居多为特点。这可能与脾虚患者具有新陈代谢缓慢、舌上皮细胞代谢障碍的共性有关。

6. 肝胃不和证与痰热证

两证患者舌苔印片中,角化前细胞及中层细胞明显减少,不全角化及完全角化细胞则显著增加。这可能与两证都属实证,机体代谢亢进,上皮细胞分化成熟过于旺盛有关。

7. 卫分病证、气分病证与营血病证

卫分病证时,舌苔脱落细胞的不全角化细胞不多,只有67.5%;到气分病证时,舌苔不全角化细胞增加到79.9%;到营血病证阶段,舌苔不全角化细胞明显增加,分别达到91.4%和90.9%。同时,舌苔上渗出的白细胞也随着卫气营血病证不同病理阶段进程而增加。

三、舌苔脱落细胞检测方法

舌苔脱落细胞检测方法主要包括标本的采集、处理以及指标检测两部分。

(一)标本的采集和处理

标本的采集和处理分为舌苔脱落细胞的制片、固定、染色与封片四步。

1. 制片

获取舌苔标本,并以适当的方法涂布于载玻片上,以便于染色和镜检,即称为制片。

(1)制片器材

①载玻片:使用时手指夹着玻片的两侧,以免污染玻片表面。

②推玻片:亦称推片,要求边缘光滑、无损。也可用载玻片代替。每制完一例标本应更换一片。

③盖玻片:为长期保存标本而加盖于载玻片上的极薄玻片。

④木制刮舌板:刮取舌苔用。

⑤记号笔:供在载玻片上编号、画痕用。以红色为好。(亦可用蜡笔。)

(2)制片方法

主要有印片法、涂片法、推片法三种方法。

①印片法:受检者张口、伸舌,检查者用载玻片按压受检者舌背黏膜,沾取舌苔脱落细胞。此法沾取的是自然分布的舌苔脱落细胞,但可因唾液多少而影响黏附效果。

②涂片法:受检者张口,检查者用消毒牙签或木制刮舌板在舌苔分布较厚处刮取适量的舌苔浮物,再均匀地薄薄地涂布于载玻片上。此法舌苔损伤变形少,但如涂片厚薄不均可影响观察效果。

③推片法:受检者张口、伸舌,检查者(右手)用推玻片或载玻片一端,由舌中根部至舌前部稍用力刮取舌苔浮物之后,继续进行以下步骤的操作:

A. 将舌苔标本黏附于载玻片右端上面1/4处(图6-1)。

B. 使推玻片与载玻片在舌苔标本处形成30°~45°的接触角(图6-2)。

C. 用推玻片轻轻夹压舌苔标本,使标本液在两玻片间迅速散开成线。

D. 在标本液散开而又未达到载玻片两边时,将推玻片以原来角度在载玻片上轻轻均匀地自右向左推动,直至舌苔标本液完全均匀地分布于载玻片上为止(图6-3)。

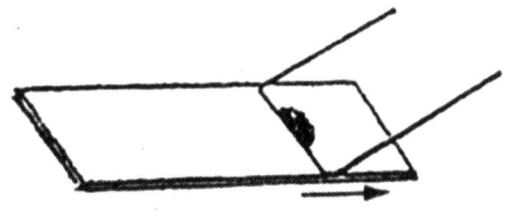

图 6-1　手持玻片推制膜

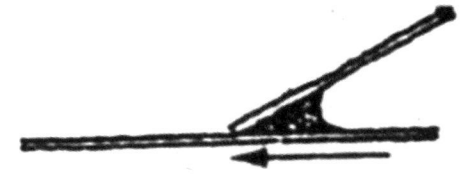

图 6-2　用推片压标本

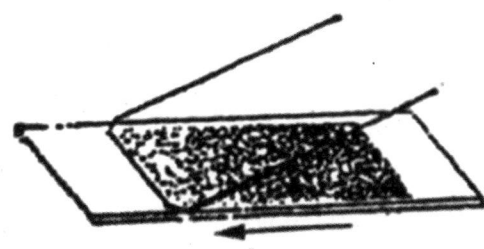

图 6-3　推片

一张良好的推片法舌苔脱落细胞标本片,应占据载玻片中间 1/2 的面积,两端各留 1/4,两边有一定的空隙,能分出头、体、尾三部分,尾部呈圆弧形。推片法所制标本厚薄适宜,分布均匀,便于观察。但如操作不慎,容易损伤细胞或使细胞变形。

(3)制片要求

①采集标本前半小时,受检者禁止饮水、服药、进食、抽烟。

②应采集舌苔较厚处或舌苔变化较明显之处的标本,必要时,可用滤纸吸取过多的唾液之后再制片。

③动作应轻巧,以免损伤细胞;标本厚薄要均匀,应分布于载玻片的中部 1/2 处。

④制片后应自然干燥,或持片在空气中挥动,或借助于体温使标本迅速干燥。但不能用明火烘干,以免细胞变形。

⑤每一受检者可同时制作 2～4 张备用。标本干燥后立即用记号笔在制片厚的一端写上姓名或编号,以防止混淆。

2.固定

运用一定的方法,使舌苔脱落细胞保持之前的形态结构、生化成分,防止细胞破坏、分解,即称为固定。

(1)固定器材

①染色架:安插待固定的标本用。

②固定液:常用的有两种,可任选一种。

A. 乙醇-乙醚混合固定液:由95%酒精和乙醚等量混合而成。乙醇能使标本中的蛋白质沉淀变性;乙醚可溶解脂肪,使细胞易于着色。待标本干燥后置入乙醇-乙醚混合固定液中15~30 min。

B. 卡诺固定液(Carnoy's Fluid):由100%酒精6份、冰醋酸1份和氯仿3份混合而成。该固定液穿透力强、穿透速度快。其中,乙醇固定细胞质;冰醋酸固定染色质,并可防止乙醇引起的高度收缩与硬化。待标本干燥后,置入卡诺固定液中12~14 h。

(2)固定方法

将待固定的舌苔脱落细胞标本片(姓名、编号一端朝上)竖直插入染色架中,将染色架置于上述固定液中,达到规定的时间即可。

(3)固定注意事项

①被固定的标本必须新鲜,干燥后应立刻固定,不能超过2 h,以防止细胞浓缩、变形、污染或脱落。

②使用中的固定液应经常过滤,以除去固定液中的细胞和杂物。

3. 染色

借助染料,使细胞的某些结构或成分着色,以便于显微镜下观察其大小、形态和内部结构,即称为染色。常用的染色方法有巴氏染色、瑞氏染色和苏木精-伊红染色三种,这里仅介绍前两种方法。

(1)巴氏染色(Papanicolaou Stain)是一种较好的脱落细胞染色方法。本法显示细胞结构清晰,分色明显,透明度好,胞质受色鲜艳。并可因上皮细胞成熟程度不同而着色有别,故可通过巴氏染色来区别细胞分化程度。缺点是染色步骤复杂,染色时间较长。

其原理是细胞核酸带负电荷,能结合带强电荷的碱性染料氧化苏木矾而显紫蓝色;黄色伊红、亮绿为酸性染料,俾斯麦棕为盐基性染料,三种染料组成EA36溶液,能与胞质中带相反电荷的蛋白质结合,从而染出鲜艳的细胞结构。

①试剂:蒸馏水1瓶、苏木素染液1瓶、0.5%稀盐酸溶液1瓶、稀碳酸锂溶液1瓶、95%酒精1瓶、EA36溶液1瓶、95%酒精3瓶、100%酒精1瓶、二甲苯1瓶、中性树胶1瓶。

②染色方法:

A. 加水:舌苔制片固定后,静置于蒸馏水中2 min。

B. 染核:置于苏木素染液中10~15 min,取出用水冲净。

C. 分色:置0.5%稀盐酸溶液中,3 s后取出,彻底水冲,以脱去胞质内多余的苏木素染液。使核的着色与红色的胞质对比更鲜明。因此,分色时间切勿过长,以免细胞核褪色。

D. 蓝化:置于稀碳酸锂溶液中 1 min,取出水冲,以蓝化细胞核,使涂片变蓝。

E. 脱水:置于95%酒精中 2 min。

F. 染浆:置于EA36溶液中 4～5 min,直到胞质着色鲜明为止。

G. 清洁:置于95%酒精(3杯)中洗涤3次,每次(杯)各1分钟,亦去掉多余的染料。

H. 脱水:置于100%酒精中 2 min。

I. 透明:置于二甲苯内 2 min。

③染色结果:

A. 上皮细胞:核染深蓝或紫蓝色。胞质因类型和分化程度不同可染成蓝绿色、湖蓝色、粉红色、橙黄色等。

B. 白细胞:核染蓝黑色,胞质染淡蓝绿色。

C. 红细胞:鲜红色。

D. 黏液:淡蓝色或粉红色。

④注意事项:

A. 苏木素染细胞核的时间随气温变化而有所差异,冬天15～20 min,夏天5～10 min。

B. 苏木素染液久置之后再用之前,先用滤纸沾去或过滤去染液上面带金属光泽的染料膜,以免其沾于标本表面。染液久用之后,应补加适量的苏木素原液,以提高染色力。

C. EA36溶液由亮绿、黄色伊红和俾斯麦棕三种染料组成,因混合液不能久置,故应配好后分装,临用前再按比例混合。

(2)瑞氏染色(Wright's Stain)方法简单、省时、易于推广,且染色清晰,特别是胞质中的颗粒受染良好,因此,是目前最常用的染色方法。其不足之处是核染色及核膜结构不如巴氏染色清晰。在舌苔脱落细胞染色中,一般是先用巴氏染色镜检,如看到较多白细胞时再做瑞氏染色,以进一步分类计数白细胞,并观察其形态的变化。

瑞氏染色的原理是瑞氏试剂中的酸性伊红和碱性亚甲蓝混合反应后变为中性的伊红化亚甲蓝,久置氧化会有天青。此三种染料分别和胞质中的 NH_3 和 COO^- 等结合,使细胞核与胞质着色。由于细胞种类和化学成分不同,故着色可有不同。

①试剂:瑞氏试剂1瓶、缓冲液1瓶。

②染色方法:

A. 画痕:将已编号的标本片两端用蜡笔各画一道蜡笔痕印以防染液外溢,并将标本片平置于染色架上。

B. 染色:在标本片上滴加染色液4～8滴,至标本完全被覆盖为止,稳定2 min。

C. 缓冲:滴加等量或稍多的缓冲液,稳定5～10 min,以气囊向玻片轻轻吹气,使染液和缓冲液混合均匀。

D. 冲洗:用自来水冲洗干净,自然干燥或用滤纸吸干即可。

③染色结果:

A. 白细胞:胞质能显示各类白细胞的特有色彩,胞核染成紫红色,染色质清楚,粗细松紧可辨。

B. 红细胞:粉红色,有碟状立体感。

④注意事项:涂片必须充分干燥以防细胞脱落;染色时间应根据气温和染液浓度决定;冲洗时应平持标本片,不能先倒染液再洗,以免染料沉着。

4. 封片

为保护标本,用中性树胶加盖玻片封固舌苔标本染片,即称封片。

(1)操作方法

在标本染片的中央滴上一滴中性树胶(约黄豆大小),取1片盖玻片平稳地放置于中性树胶上,当中性树胶沿着盖玻片均匀散开,达到盖玻片的边缘时,封片即告完成。

(2)注意事项

①盖玻片必须平稳放置,以防残留气泡。

②如不需保留标本,可在标本片上滴1~2滴液状石蜡,即可镜检。如有保存必要,可先用100%酒精洗2次将石蜡除去,再用二甲苯洗后,以中性树胶封片。

(二)舌苔脱落细胞指标检测

1. 印片背景

用低倍镜(10×10)观察。

①清晰:除脱落的上皮细胞外,没有或少有白细胞、细菌和杂质。

②模糊:除脱落的上皮细胞外,可见到较多的白细胞、细菌和杂质。

③混浊:除脱落的上皮细胞外,见有成堆的白细胞、细菌和杂质。

2. 细胞分布

用低倍镜(10×10)观察。

①均匀:各种细胞均匀分布,或散在分布,偶尔有数个细胞重叠。

②密集:各种细胞密集分布,有较多细胞重叠在一起。

③成堆:各种细胞成堆分布,计数困难。

3. 各类脱落细胞分类计数

用高倍镜(40×10)观察。

(1)脱落上皮细胞形态特征

①内底层细胞:直径13~15 μm,圆形。胞质厚,蓝绿色。胞核大,正中,圆形,呈染色紫蓝均匀的细颗粒。核浆比为1:0.5~1:1。

②外底层细胞:直径15~30 μm,圆形、卵圆形。胞质厚,深蓝或淡蓝绿色。胞核大,正

中或稍偏位,圆形或卵圆形,染色比内底层细胞深。核浆比为1:2~1:3。

③中层细胞:直径30~40 μm,不规则圆形、菱形、多角形。胞质较薄,色浅绿。胞核大小中等,正中或稍偏位,圆形或卵圆形,呈染色较深的颗粒状。核浆比为1:3~1:5。

④角化前细胞:直径>40 μm,钝角多边形。胞质薄,湖蓝色。胞核小,正中,圆形,染色虽深,但呈颗粒结构。核浆比为1:5~1:10。

⑤不全角化细胞:直径>40 μm,钝角多边形。胞质薄,粉红色。胞核小,正中,圆形,呈固缩深染。核浆比为1:5~1:10。

⑥完全角化细胞:直径>40 μm,钝角多边形。胞质薄,橙黄色。无核。

(2)变性上皮细胞特征:如在检查脱落上皮细胞时,发现有较多变性上皮细胞,则可进一步做变性上皮细胞分类计数。肿胀性退化细胞、固缩性退化细胞、炎症变性细胞、核异质细胞、异常角化细胞特征参见第70页。

(3)白细胞分类与特征:在巴氏染色片中如果发现较多白细胞,再以瑞氏染色进一步分类计数。常见成熟白细胞形态(瑞氏染色)如下:

①中性粒细胞:直径10~15 μm,核形有分叶,染色质粗。胞质颗粒量多、细小、均匀,染紫红色。核浆比小。

②嗜酸粒细胞:直径13~15 μm,核形有分叶,染色质粗。胞质颗粒粗大、整齐、均匀,染橘红色,充满胞质。核浆比小。

③嗜碱粒细胞:直径10~12 μm,核形有分叶,染色质粗。胞质颗粒量少、大小不均、排列不齐、常盖于核上,染紫黑色。核浆比小。

④淋巴细胞:直径6~15 μm,核形呈圆形或肾形,染色质粗紧成块。胞质透明蓝色,无或偶见少数粗大不均匀的紫红色嗜天青颗粒。核浆比大。

⑤单核细胞:直径15~25 μm,核形呈肾形或马蹄形,染色质疏松网状。胞质半透明灰蓝色,有细小红色嗜天青颗粒弥散于胞质之中。核浆比中等。

4. 观察顺序

在显微镜的载物台上将标本片按"头、体、尾"从左至右的方向放置,用载物台推片器的标尺控制观察视野。观察视野的顺序按常规操作。

(1)印片背景与细胞分布:用低倍镜(10×10)观察,两者同时测取。

①印片背景:每片观察10个视野,用血球分类计数器求出每类背景数目,计算百分比。

②细胞分布:每片观察10个视野,用血球分类计数器求出各类细胞数目,计算百分比。

(2)脱落细胞分类与计数:用高倍镜(40×10)观察,每片观察10个中央视野,用血球分类计数器计10个视野的分类细胞数以及总数,计算各类细胞的百分比。

5. 正常参考值

舌苔的影响因素较多,检测控制条件和统计方法有所差异,这里仅介绍部分知识以供参考。

(1) 印片背景:健康人(淡红舌,薄白苔)80%以上背景清晰。

(2) 细胞分布:健康人(淡红舌,薄白苔)90%以上分布均匀。

(3) 上皮细胞:健康人(淡红舌,薄白苔)舌印片中,只能见到不全角化细胞、完全角化细胞、角化前细胞和中层细胞四类,均不见内基底层细胞、外基底层细胞。据上海医科大学和湖南中医学院研究,介绍其第 95 百分位数参考值如下:

①不全角化细胞:最多,占 70.9%,印片中不完全角化细胞>60%者占 81.0%。

②完全角化细胞:次之,印片中完全角化细胞>10%者占 31.0%。

③角化前细胞:第三,印片中角化前细胞>30%者占 21.0%。

④中层细胞:最少,印片中中层细胞>19%者为 0%。

⑤脱落细胞总数:30~36 个。

(4) 白细胞:正常舌苔印片中白细胞极少,其中每高倍视野白细胞 1~5 个者不超过 15%,主要为形态较为完整的中性粒细胞。

第三节　脉图检测与中医脉诊客观化

一、脉图知识简介

脉图,亦称脉搏图。它是通过一定的方法,将脉搏信息描记成为直观的曲线图形。

(一)脉图描记

中医脉图描记大致经历了模式示意图、波式描记图和声像脉搏图三个阶段。

1. 模式示意图

早在宋代已经把主观感觉的脉搏形象变成直观图形。宋代医家许叔微就已撰写了《仲景脉法三十六图》,可惜未保存下来。其后,施发著《察病指南》,书中绘制有 26 种常见脉和 7 种怪脉的图形。明代医家张世贤著《图注难经脉诀》,也记载了诊脉模式图 22 幅。其后,吴绍轩著《图注指南脉诀》、沈际飞著《人元脉影归指图说》等,都用自绘模式图形来说明和表示脉搏的部位和形状。20 世纪 80 年代以后,国内亦出版了多种附有常见脉象模式示意图的脉诊专著。这类模式示意图对理解脉象形态都有一定的作用,但对于揭示脉象本质和实现脉诊客观化则价值不大。

2. 波式描记图

自 1860 年法国学者 Vierodt 利用杠杆和压力鼓式描记出脉搏图后,脉图由模式图研究进入波式图阶段。1895 年后有人采用换能方式制造了杠杆式光学脉搏描记器。随着电子技术的广泛应用,旧的脉搏仪逐渐被电子脉搏仪所取代。1950年后,我国通过电学换能的途径,开展了脉搏仪的研制和脉图的研究。1987年以来,随着研究的深入,脉象仪由单探头向多探头发展,并研制出了多功能复合型换能器,这种换能器可获得相对应的九个静压力信号和九个搏动压力信号。

3. 声像脉搏图

从20世纪70年代开始,有人以超声多普勒和超声心动图探测中医脉象,检测脉搏宽度、血流平均速度、血流量、血管弹性、心输出量及周围血管阻力,从而使脉图研究进入声像图领域。

(二)脉图分析

脉图为定量分析提供了客观资料,目前,临床脉图分析方法主要有两类。

1. 时域分析法

即在时间方面分析脉波波动的动态特征,可归纳为五种。

(1)直观形态分析法:从脉图的时值、振幅、夹角、面积、比值等直观形态进行分析,逐步建立脉图和手指切脉感觉之间的关系。此法简单、直观,应用最多,但较粗浅。

(2)速率图分析法:压力脉图的速率是指动脉内压力的变化率,即脉图上每点运动速度的变化率,也称斜率。一般认为速率图可比压力脉图更灵敏、更确切地反映各种脉象的变化趋势。

(3)多因素识脉法:对切脉指下的深浅、粗细、强弱、频率、节律、弦柔、滑涩、长短等八种感觉分别以指压-指感趋势图、动脉粗细示意图、压力脉波图综合判断。

(4)数学判别分析法:对脉图参数进行多因素分析,建立相应脉象的数学表达式(逐步回归方程)来判别脉象。

(5)模型推导求解法:利用流体力学、生物力学等理论对脉象进行数理描述,建立脉波的数学模型,根据桡动脉脉图来确定多种脉象。

2. 频谱分析法

这是一种处理动态信息的有效手段,它把复杂的脉波分解成不同频率特征的谐波,以精确地反映、分析脉象的各种变化规律。

20世纪80年代以来,电子计算机的普及应用,大大提高了脉图分析判断的准确性、客观性、规范性,从而使脉象仪成为一种多功能、多参数的实用型诊断仪器,促进了脉诊现代化的进程。

(三)国外研究

随着现代科学技术的发展,很多国外医学科技人员都很重视用最新现代科技进行脉诊的实验研究,并研制出多种电子脉搏计。如日本的森和氏等研制出应变片电阻感受器,以代替医生手指切脉,还可以在计算机系统中求出功率频谱线性关系,进行频谱分析。黑野保三等研制出脉搏感受器,可检取脉图信息,用频率分布直方图表现脉搏波形,借助电子计算机制出功率谱。韩国白熙珠等使用压电元件作为传感器,以空气加压的方法测定脉搏的浮和沉,并同时测定血压和脉象。1981年,美国John Laub博士设计了一种脉搏仪,按中医切脉的方法将三个感受器装置并排固定于手套中间的三个手指指尖处,医生戴上这种手套,在手腕部桡动脉处切脉,可同时用三支笔描记寸、关、尺三部脉波图形。加拿大学者Weil Y.等用丹麦制造的4147型电容式传声器作为脉搏感受器,将脉搏信息记录在磁带上供微型计算机处理,另用微型压力传感器记录脉搏,输入微机,以快速傅里叶变换处理并绘制出脉搏能谱图,建立能谱比计算公式。日本、加拿大、德国等国学者对某些脉诊的研究成果已应用于临床,如日本已将脉搏描记用于多种心血管疾病的早期诊断与疗效判定,甚至列入心血管疾病的常规检查。

二、脉图检测在脉诊客观化中的研究和应用

(一)脉象要素提取

《重订诊家直诀》指出:"夫脉有四种,位数形势而已。位者,浮沉尺寸也;数者,迟数促结也;形者,长短、广狭、厚薄、粗细、刚柔,犹算学家之有线面体也;势者,敛舒、伸缩、进退、起伏有盛衰也。"这里强调位数形势,是分析脉象的基本原则,也是脉象要素提取的纲领。

1. 脉位的浮沉

传统切脉时,脉位的浮沉是在轻举、中寻、重按的诊脉过程中,根据在何种压力条件下获得最清晰的脉动指感来表达的。脉图则是通过由 25~250 g 10 个等级取脉压力下,脉图主波幅度的变化趋势来说明的。确定的方法是根据系列(10个)脉图中10个等级取脉压力(P)和主波幅度(h_1)的对应关系,以压力 P(g)为横坐标,h_1(mm)为纵坐标,在平面坐标系中绘制出"取法压力-脉幅($P-h_1$)"趋势曲线图。

(1)脉位浮者:曲线"峰点"所对应的取法压力<100 g,曲线呈"渐降型"。

(2)脉位中者:曲线"峰点"所对应的取法压力为100~170 g,曲线呈"正态型"。

(3)脉位沉者:曲线"峰点"所对应的取法压力>170 g,曲线呈"渐升型"。

2. 脉搏的至数

脉搏至数包括脉动的频率和节律。

(1)频率:脉图是以脉动周期 t 来计算每分钟的脉率的。脉率(次/min)=60/t。测量脉动周期 t(s),取连续5~10个脉动周期的均值。若有心律不齐者,应取30个周期计算均值。

(2)节律:脉图是以脉动周期 t 的差异来表示的。在成人的同一次描记的脉图中,最长与最短的 t 值之差若超过 0.12 s,则视为脉律不齐。

3.脉搏的流利度

(1)脉搏应指圆滑:脉图特征是主波高陡,降中峡低下,重搏前波滞后或淹没于降中峡,主波升、降支斜率增大,重搏波明显增高。脉图参数特征是 W/t、h_3/h_1、h_4/h_1 减小,而 h_5/h_1 增大。

(2)脉搏往来艰涩:脉图特征是主波圆钝,降中峡和重搏前波位置相对上升,升支出现顿锉,整个波形呈升降缓慢的低矮"土堡"形。脉图参数特征是 W/t、h_3/h_1、h_4/h_1 增大,而升、降支斜率和 h_5/h_1 减小。

4.脉搏的紧张度

(1)脉道紧张:脉图特征是重搏前波升高,接近于主波,或与主波融合成宽大主波,降中峡抬高,重搏波低平。脉图参数特征是 h_3/h_1、h_4/h_1、W/t 增大,而 h_5/h_1 减小,主波升、降支斜率增大。

(2)脉象濡软:脉图特征是主波狭小,重搏前波和降中峡位置稍低,呈现为较低的三峰波形。脉图参数特征是 h_3/h_1、h_4/h_1、W/t 减小,h_1 较小。

5.脉势的强弱

脉势的强弱,脉图是以最佳取法压力下脉幅的大小和"$P-h_1$"趋势曲线来表达的。脉搏有力者,主波幅度 h_1 大;脉力居中者,h_1 居中;脉搏无力者,h_1 小。

(二)正常脉图特征

正常脉象描记的脉图即正常脉图。由于影响脉象的因素较多,正常脉图的波形和各个参数可在一定范围内变动,因此,不能用某一帧脉图来作为正常脉图的标准。这里参考国内有关资料予以简述。

1.脉图中的胃、神、根特征

(1)脉有胃气:脉律规则,t 值之差<0.12 s。脉率正常,成人 60～100 次/min,主波峰柔滑,主波夹角<42°。重搏波位于降支中段。

(2)脉有神气:脉波图形正常,各波形态清晰。上升支直立,无转折扭曲。主波峰柔滑,主波角<42°。重搏波位于降支中段。主波幅>10 mm。各支时间<0.1 s。

(3)脉象有根:浮、中、沉三种取法压力均可描记脉图,而以中取脉图清晰。脉率正常,60～100 次/min。寸、关、尺分别描记,均较清晰。

2.正常脉图的诊断标准

生理状态下,脉图的一些参数可在一定范围内波动,但有其正常值区域,其诊断标准

如下:

(1) 脉位:最佳图形的取法压力为 100~170 g,P-h_1 趋势曲线呈正态型。

(2) 脉数:t 值为 0.6~1.0 s,相当于脉率 60~100 次/min,但一般将 85 次/min 以上称为"小数"或"略数";t 值在各周期间基本相等,相差<0.12 s。

(3) 波形

① 各波群形态正常,寸、关、尺图形差异不明显。

② 呈三峰波,主波、重搏前波、重搏波依次递降。

③ 上升支直立,上升角为 80°~87°,t_1 为 0.07~0.11 s。

④ 主波角圆滑稍锐,角度为 19°~42°。h_5<3 mm。

⑤ h_3/h_1<0.7,h_4/h_1<0.4。

(4) 脉势:主波幅为 9~22 mm。

凡上述指标中有两项以上明显异常者应考虑为脉图异常。但必须注意,正常情况下心血管功能可能有较大范围的改变而出现多种脉象图形,如平、滑、弦、细等。所以对于正常脉图分析应当结合受检者当时的生理情况加以考虑。

3. 正常脉图的影响因素

正常脉图的影响因素是多方面的,且有一定的规律,国内做过广泛的研究,现简述如下:

(1) 年龄:不同年龄的健康人脉图有所差异,脉率随着年龄的增加而变化较为明显,脉管的弹性随着年龄增长而变化,故重搏前波的相对位置由低渐高,40 岁以前脉图 h_3 较低,40 岁以后则渐高,60 岁以后尤为明显,由于主波增宽、渐成平顶,故 60 岁以上者多为弦脉。

(2) 性别:男性组脉图主波幅、升支斜率、降支斜率等指标均较女性组为高,男性以平、弦脉为主,女性以平、细脉为主。

(3) 体质:脉图描记时,体瘦者用轻压力(20~60 g)即可描出清晰的图形,而体胖者须用较大的压力(>100 g)才能描出清晰的图形。长期从事体力劳动者或训练有素的运动员,脉率偏慢,一般低于 60 次/min,或者更少些。

(4) 月经、妊娠:妇女月经初期(第一天)多为平脉脉图,月经中期多为滑脉脉图,月经末期、月经衍期则多为细脉脉图。月经期脉图的 h_1、h_4/h_5、升支斜率等显著大于非月经期。月经期脉象偏滑。妊娠期脉图的上升角、波幅各项参数随妊娠进展而增加,主波角则随妊娠进展而变小。提示孕中晚期的外周阻力小,符合血流动力学改变的规律。

(5) 呼吸运动:呼吸对脉图有一定的影响,尤其是有呼吸性窦性心律不齐者,屏气时脉率不齐随之消失。为了排除呼吸活动对脉图的影响,首选的方法是屏气时任取 3~5 个脉图进行分析。

(6) 季节:春、夏、秋、冬四季的脉图形态基本一致,但冬、春二季呈紧、弦脉较多,而夏、秋季呈洪、浮脉较多。在主波幅上,夏季最高,冬季最低。

(7)昼夜:正常人脉图主要参数都随昼夜交替而变化,如图形方面,平旦至日中,主波幅升高,重搏前波和降中峡降低;日西至夜半,主波幅渐低,重搏前波和降中峡升高。

(8)进食:饱餐后脉图至数加快,脉搏促、结现象和歇止数增加,波幅可增高或降低,故饱餐之后不宜进行脉图检查。

(9)血压:血压与脉图图形、参数关系密切,h_1、h_4、h_4/h_5 随收缩压升高可逐渐增大,随舒张压升高而逐渐降低。升支最大斜率值随收缩压、舒张压升高而加大。

(10)职业、运动:长期从事脑力劳动和体力劳动的健康人,其脉图有所不同。健康者运动时,脉动周期、h_4/h_1、h_5/h_1 显著减小,t_1/t 明显增大,脉搏图形亦从休息时的平脉转变为典型的滑脉。

(三)脉图检测在病、证诊断中的研究简介

脉图检测与病、证相关性的研究涉及中西医多种疾病,范围较广,而且与传统脉象的认识密切相关,这里仅举部分内容以供参考。

有研究发现,虚证患者的脉图变化特点是脉图面积、主波幅、重搏前波、重搏波等均低下,升支缓慢。这与虚证患者心脏舒缩功能减退有一定的关系。气虚证患者脉波速略低于健康人,主波幅低,脉图面积减小,上升支及下降支斜率小,重搏波不明显。表明气虚证患者左室收缩功能减退,每搏输出量减少。心气虚、脾气虚、肾气虚均有气虚证脉图变化的特点,其中心气虚证脉图参数变化特点是主波幅、潮波幅、降中峡幅及重搏波幅均低,脉图总面积、舒张期脉图面积均减小,每搏输出量降低。其改变的严重程度为心气虚>脾气虚>肾气虚,表明脉象的形成与心血管系统的功能关系密切。阳虚证患者的脉图指标中 h_3/h_1、h_4/h_1、W/t、t_5/t_4 等比值分别在每日的10时和18时出现两次上升,与阳虚证患者肾上腺皮质激素分泌曲线呈"M"形变化类同,显示出阳虚证患者脉图变化具有内在的病理生理学基础。脾胃气虚证患者脉图特征是主波幅、潮波幅、降中峡幅、升支斜率等均低于脾虚夹实证患者,而脉压与主波幅的比值则略高于脾虚夹实证患者,说明虚证的血管弹性尚好。气血两虚证、肝肾阴虚证和虚实夹杂证患者脉图中 h_1 均低下,h_4/h_1 与外周阻力有关,以肝肾阴虚组最大,脉图以弦细脉为主;虚实夹杂组以 h_4/h_1 最小,而以细滑、弦滑脉为主。

近年来,国内研究者利用脉图研究中医脉诊的理论,研究不同脏腑、不同证候的脉图特征,并利用脉图参数建立判别方程,进行辨证分析,为探讨各种病证变化的规律提供了客观依据。单独应用脉图对某些疾病、证候进行诊断并没有绝对的特异性,却有许多重要规律可循。临床研究表明,体内其他系统的疾病,只要影响到心血管系统,并达到一定的程度,均可在脉图上表现出来。

可以预期,随着生物力学、系统工程、生物材料、计算机技术等学科的发展和中医脉象的深入研究,新的多功能、高灵敏度换能器的研制,仪器和指标的进一步改进和统一,中医脉诊有望成为一种全新的自动定量观测、研究疾病及机体健康状况的重要方法之一。

实验篇

实验一 爪甲望诊与甲襞微循环检测

【实验目的】

通过甲襞微循环检测,要求学生:

(1)掌握用显微镜观察甲襞微循环的方法;

(2)熟悉甲襞微循环检测的指标、方法及正常值;

(3)了解常见爪甲色泽的微循环变化。

【实验原理】

甲襞是覆盖在指甲根部的皮肤皱褶,表面为鳞状上皮所覆盖,其中真皮突起形成乳头。每个乳头区有一支到几支形如襻状的毛细血管,故称为毛细血管襻。毛细血管襻由较细的输入支、襻顶和较粗的输出支三部分组成,呈发夹状。血流从输入支基底部流入,经襻顶再从输出支基底部流出。流入输入支的血流主要来自弓形动脉,从输出支流出的血液进入乳头下静脉丛。此处微血管交错成丛,甲襞微循环观察所见的深度可达到乳头下静脉丛水平。爪甲色泽与血流相关,甲襞微循环反应更为敏感,与中医的气血理论关系密切。

【实验器材】

放大电子显微镜(带有冷光源)1台、手指固定指槽1个、机械秒表1个、香柏油1瓶、擦镜纸每人1张。

【观测对象】

正常或病理爪甲者2~3名。

【实验方法】

1. 实验准备

(1)检测本次实验所需器材是否齐全。

(2)填写检测记录中受检者的一般资料及有关病史。

(3)了解受检者近一周来体温、服药情况等。

(4)记录室温(宜15~25 ℃),必要时用半导体点温计测量甲襞局部温度。

(5)令受检者静坐5~10 min,并向其说明检查方法,消除其紧张情绪,争取配合。

2. 实验操作

(1)中医爪甲望诊:按传统甲诊方法进行,并将结果填在检测记录栏中。

(2)甲襞微循环检测

①在载物台上安上手指固定指槽,调节推移器,使手指固定指槽的中心基本对准物镜。

②令受检者取坐位,上肢自然放松,在左手无名指甲襞处涂上1滴香柏油,并将该手指置于手指固定槽上,注意与心脏保持在同一水平位置。

③开启冷光源,调节到适当亮度,并调整光源支架,使光斑照射在所检测的甲襞部位。

④缓慢转动微观仪粗调手轮,使焦距对准,视野清晰,再适当调节推移器,让甲襞第一排微血管进入观察视野中央,然后略微转动微调手轮,即可看到清晰的甲襞微观视野。

⑤根据"甲襞微循环检测指标和方法",依次逐项检测,并将结果及时填记在检测记录的"甲襞微循环参数登记表"内。

3. 实验结束

(1)关闭光源,拔下电源的插头。

(2)将仪器盖好。

(3)完成检测记录和实验报告,按时交给任课老师。

【实验结果】

(1)认真填写《爪甲望诊与甲襞微循环检测记录》《甲襞微循环参数登记表》。

(2)清点并归还实验器材和试剂。

【注意事项】

(1)观察时,光源不宜过亮,否则会刺激眼睛,亦使血管与底色反差减小,但摄影时光源宜加强。

(2)受检者在检查前1 h应避免剧烈活动或体力劳动,不要洗手及接触刺激性物品,减少局部刺激。

(3)对同一位受检者的观测记录要一次完成,避免中断,否则应重新检测。

(4)使用操作仪器切忌过猛,避免手指或香柏油直接接触镜头。

(5)本项检查指标多,须集中精力,严格按照规定程序逐项完成。

【思考题】

爪甲的宏观望诊和微观望诊是否有相关性?如有相关性,请描述。

爪甲望诊与甲襞微循环检测记录

姓名：　　　性别：　　　年龄：　　　民族：　　　婚姻：　　　资料编号：第　　号

职业：　　　单位：　　　　　　　　　　　电话：

有关病史：

爪甲望诊:在表中符合的项目栏内记"√"	爪甲色泽	红润	淡白	苍白	鲜红	深红	黄色	青黑
	爪甲形状	弧形	反甲	扁甲	嵴棱	横沟	斑点	瘀血
	爪甲按压	按之色白，放之即红			按之色白，放之不红			

甲襞微循环参数登记表

检测内容		视野1	视野2	视野3	视野4
管襻形态	清晰度	清晰　　支	模糊　　支	消失　　支	
	排列	整齐　　视野	紊乱　　视野		
	外形	正常　　支	异形　　支		
	数目	支/mm	支/mm	支/mm	平均：
	长度	mm/支	mm/支	mm/支	平均：
	管径 A	μm/支	μm/支	μm/支	平均：
	管径 V	μm/支	μm/支	μm/支	平均：
	襻顶宽度	μm/支	μm/支	μm/支	平均：
血流动态	血液流态	线带状　　支	泥流状　　支	虚线状　　支	絮状　　支
	襻顶流态	正常　　支	膨大　　支	瘀血　　支	
	流速（半定量测速法）	线流　　支	粒线流　　支	粒缓流　　支	停滞　　支
		线粒流　　支	粒流　　支	粒摆流　　支	mm/s
	血色	鲜红　　支	暗红　　支	淡红　　支	
襻周	襻周状况	清晰　　支	渗出　　支	出血　　支	
	乳头状态	正常　　支	异常　　支		

中医甲诊意见：　　　　　　　　甲襞微循环检测：

检测者签名：　　　　　　　　　报告日期：　　年　　月　　日

实验二　元气充沛与否对小鼠耐缺氧时间的影响

【实验目的】

观察元气充沛与否对小鼠在缺氧情况下生存时间的影响，以了解元气在生命活动过程中的重要作用。

【实验原理】

中医学理论认为，元气是人体最基本、最重要的气，属于中医正气范畴。正气的盛衰是判断机体抵抗疾病能力和康复能力强弱的内在依据。正气强盛，则抵御外邪和适应恶劣环境的能力就强；正气衰弱，则抵御外邪和适应恶劣环境的能力就弱。

【实验材料】

125 ml 广口瓶、灌胃针头、1 ml 注射器、凡士林、压舌板、钠石灰、100%的人参水煎液、0.9%生理盐水、电子称、长柄镊、秒表、记号笔。

【实验对象】

昆明种雄性小白鼠(18～22 g)，实验前禁食 8 h，不禁水。

【实验方法】

(1) 实验前，按照常规用法煎煮人参并浓缩。将生晒人参 50 g，加水 150 ml，文火煎至 50 ml。

(2) 称取钠石灰 20 份，每份 10 g，分别放置于 20 个广口瓶中，并盖紧瓶盖，待用。

(3) 取小白鼠 20 只，分成两组，用药组 10 只，对照组 10 只，并称好重量，逐只编号。

(4) 对用药组进行人参煎液(以每 10 g 体重 0.2 ml 的剂量)灌胃，对照组进行等量的生理盐水灌胃。

(5) 待灌胃 40 min 后，将小白鼠放在预先盛有钠石灰的广口瓶内，并使用压舌板将瓶口涂以凡士林后迅速盖紧瓶盖，同时记录时间。

(6) 仔细观察小白鼠窒息致死的时间(以呼吸停止作为死亡标准)，并记录备案。

【实验结果】

人参对小鼠耐缺氧时间的影响数据记录表

对照组小白鼠窒息致死的时间				
编号	体重/g	剂量/ml	对照组窒息致死时间/min	平均窒息致死时间/min
1				
2				
3				
4				
5				
6				
7				
8				
9				
10				

用药组小白鼠窒息致死的时间				
编号	体重/g	剂量/ml	用药组窒息致死时间/min	平均窒息致死时间/min
1				
2				
3				
4				
5				
6				
7				
8				
9				
10				

【注意事项】

(1)称取钠石灰时注意使用规定工具,避免用手直接取用。

(2)放置钠石灰的广口瓶需保持干燥,称取钠石灰并放置于广口瓶中后,应立即盖紧瓶塞,防止钠石灰变性。

(3)灌胃时,一定要固定小白鼠,使其头部不能随意摆动,保持小白鼠的头、颈和身体呈一条直线。将灌胃针头沿小白鼠一侧嘴角插入后,再调整方向,灌胃动作要轻柔,不能虐待小白鼠,否则容易被其咬伤。插入灌胃针时,如果遇到阻力,应停止进针,等小白鼠自动吞咽时,再调整方向继续进针,否则容易损伤小白鼠的食管。

(4)灌胃 40 min 后方可将小白鼠置于预先盛有钠石灰的瓶内。

(5)实验过程中,不得大声喧哗,避免惊吓实验动物。

【思考题】

对照组、用药组小白鼠窒息致死的时间是否存在差异?请具体说明并分析原因。

实验三 "气能行血"理论实验

【实验目的】

通过观察补气药人参在生理情况下对小鼠凝血时间的影响,以进一步证实"气能行血"的理论。

【实验原理】

气具有推动血液在脉管中运行的作用。血液必须依赖于气的推动作用才能运行不息,流布全身,此即"气行则血行"的理论。

【实验材料】

灌胃针头、1 ml 注射器、毫针、载玻片、手术剪、小鼠尾固定器、电子称、记号笔、100% 人参煎剂、0.9% 生理盐水、秒表。

【实验对象】

昆明种雄性小白鼠(18~22 g),实验前禁食 8 h,不禁水。

【实验方法】

(1)取 20 只小鼠,将小鼠随机分为生理盐水对照组(简称"对照组")10 只,100% 人参煎剂组(简称"用药组")10 只,并逐只称重,编号。

(2)用药组小鼠以 100% 人参煎剂灌胃,剂量为每 10 g 体重 0.2 ml,对照组小鼠以等量生理盐水灌胃。

(3)灌胃后 40 min,将小鼠固定于小鼠尾固定器上,剪断其尾部远端,将血液滴在载玻片上,每隔 30 s 用毫针挑起观察一次,看是否有凝固的血丝,记录凝血时间并编号。

【实验结果】

分别记录每只小鼠的凝血时间,填入下表,并分析对照组、用药组小鼠凝血时间长短的差异。

人参对小鼠凝血时间的影响数据记录表

对照组小鼠凝血时间

编号	体重/g	剂量/ml	凝血时间/min	平均凝血时间/min
1				
2				
3				
4				
5				
6				
7				
8				
9				
10				

用药组小鼠凝血时间

编号	体重/g	剂量/ml	凝血时间/min	平均凝血时间/min
1				
2				
3				
4				
5				
6				
7				
8				
9				
10				

【注意事项】

(1)灌胃时,注意灌胃针头不要插入气管。

(2)给小鼠断尾时,注意选择对照组和用药组尾巴相同位置。

(3)取血量不宜过少,观察不宜过勤。

(4)玻片一定要清洁干燥。

【思考题】

对照组、用药组小鼠凝血时间是否存在差异?请具体说明并分析原因。

实验四　常见中药的煎煮方法

【实验目的】
直观体验中药材的量和汤药的煎法。

【实验原理】
汤药是中医药传统剂型,一直以其灵活性、个性化的特点在临床治疗中占据绝对优势地位。而且汤剂制作相对简便,是中医药专业学生应该具备的技能。通过实训,掌握煎药的方法和注意事项。

【实验材料】
(1)药物:上课教师自选30味中药。
(2)器材:药秤、不锈钢煎锅或瓦罐、电炉、滤网。

【实验方法】
(1)识别教师准备的药材,每名同学至少认5种药材,并汇报结果。
(2)从给定药材中,自行称量组方(剂量自定),可以是经典成方,亦可以是成方的加减方。
(3)按浸泡—第一煎—第二煎的流程煎药,注意先煎、后下、包煎等要求。
(4)在浸药等待过程中,同学们向老师汇报认药的结果,教师给予计分;在煎药等待的过程中,同学们向老师汇报组方的结果并陈述理由,教师给予计分;最后汇报煎药方法及具体注意事项,教师结合同学们的煎药结果给予计分。
(5)这次实训课的成绩由认药、组方、煎药三项成绩按比例构成。
(6)注意事项
①准备的药材,除了用于组方的药材外,还应准备些质地轻的花叶类药和质地重的矿石类药,方便学生称量体会。
②汇报组方时,要求学生根据药物、剂量的配伍说明组方意义。
③可以根据药材、器材准备的量,将同学进行适当分组。

【实验结果】

煎药实验课成绩表

分组	编号	认药分(33%)	组方分(33%)	煎药分(34%)	总分
第一组	1				
	2				
	3				
	4				
	5				
第二组	1				
	2				
	3				
	4				
	5				
第三组	1				
	2				
	3				
	4				
	5				

【思考题】

(1)请结合认药、组方、煎药操作过程谈谈体会。

(2)请结合方剂配伍及现代研究与运用进展谈谈你所组织的方剂。

实验五　乌头对小鼠毒性作用的观察

【实验目的】
观察小鼠对乌头的毒性反应,了解乌头的毒副作用。

【实验原理】
乌头用量过大或炮制不规范可致神经系统、循环系统、呼吸系统、消化系统等中毒。

【实验材料】
灌胃针头、1 ml 注射器、电子称、秒表、鼠笼、烧杯、100%乌头煎液、0.9%生理盐水、记号笔。

【实验对象】
昆明种雄性小白鼠(18~22 g),实验前禁食 8 h,不禁水。

【实验方法】
(1)取小鼠 20 只,随机分为生理盐水组 10 只、乌头组 10 只,编号,称重。

(2)给药

①生理盐水组按每 10 g 体重灌胃(ig)0.2 ml 生理盐水(NS)。

②乌头组按每 10 g 体重灌胃 0.2 ml 100%乌头煎液。

(3)记录:给药后,观察各鼠中毒症状(呕吐、流涎、烦躁不安、精神不振、紧闭双目、呼吸加快、死亡)及中毒出现时间,将结果填入下表。

【实验结果】

乌头对小鼠毒性作用的观察数据记录表

生理盐水组

编号	体重/g	剂量/ml	中毒表现	出现时间/min
1				
2				
3				
4				
5				
6				
7				
8				
9				
10				

乌头组

编号	体重/g	剂量/ml	中毒表现	出现时间/min
1				
2				
3				
4				
5				
6				
7				
8				
9				
10				

【注意事项】

(1)本实验主要考查学生给小鼠灌胃的实验操作能力,如给小鼠灌胃技术不够熟练,可能会出现药液灌入气管而使小鼠呛死,不能观察到中毒症状,应重新换小鼠做,可让技术熟练的同学帮助。

(2)也有可能因采购的药材不属正品或乌头煎煮时间过长,毒性降低,或者灌胃量不够(技术不熟练或小鼠个体差异对乌头的耐受力不同)而观察不到中毒现象。

【思考题】

(1)通过该实验是否观察到小鼠中毒现象?分析其原因。

(2)为避免乌头中毒,临床内服乌头时应注意哪些事项?

实验六　延胡索镇痛作用的观察(热板法)

【实验目的】
观察延胡索的镇痛作用,了解热板法镇痛实验的具体做法。

【实验原理】
延胡索具有镇痛作用,其所含的延胡索乙素能抑制中脑网状结构和下丘脑的诱发电位,抑制皮层运动感觉区,提高对疼痛的耐受性。

【实验器材及药物】
(1)器材:热板仪、灌胃针头、1 ml 注射器、电子称、秒表、鼠笼、烧杯、记号笔。
(2)药物:100%醋制延胡索煎液。取延胡索粗药材 30 g,加入 6 ml 米醋拌匀,闷润至醋被吸尽后,置煮制容器内,加入适量清水(以与药面平齐为宜),用武火加热。沸腾后,文火保持微沸至透心,醋液被吸尽时,取出,切成碎片,置 60 ℃烘箱中烘干,取出放凉,用其制备 2 g/ml 的 100%醋制延胡索煎液。

【实验对象】
昆明种雌性小白鼠(18~22 g),实验前禁食 8 h,不禁水。

【实验方法】
(1)取小白鼠 10 只,称重,编号。
(2)给药:热板仪测定给药前每只小鼠的痛阈值(反应过于灵敏的小鼠弃之,重新到备用小鼠中挑选小鼠测定痛阈值),记录数据,计算 10 只小鼠给药前的平均痛阈值,然后称量小鼠体重并按照每 10 g 给药 0.2 ml 计算出给药量,进行灌胃。
(3)记录:给药 40 min 后,热板仪再次测定各鼠给药后痛阈值,记录数据,计算 10 只小鼠给药后的平均痛阈值。将给药前后平均痛阈值代入以下公式,所有实验结果记入下表。

【实验结果】

延胡索镇痛实验数据记录表

编号	体重/g	剂量/ml	给药前痛阈值	给药后痛阈值	镇痛率/%
1					
2					
3					
4					
5					
6					
7					
8					
9					
10					

【注意事项】

(1)热板仪测定小白鼠痛阈值方法:设置热板仪温度至55 ℃(±0.5 ℃),恒温时,将小鼠投入热板仪中,立即按启动键,出现小鼠舔后足或跳起立即按停止键,反应时间即为痛阈值。

(2)镇痛率 $=\dfrac{\text{给药后平均痛阈值}-\text{给药前平均痛阈值}}{\text{给药前平均痛阈值}}\times 100\%$,镇痛率大于130%显示延胡索有镇痛效果。

(3)本实验一般用雌性小白鼠,因雄性小白鼠的阴囊容易接触到热板仪,从而反应过于灵敏,不便观察。如小鼠舔后足或跳起均记录数据,舔前足者不记录数据。

(4)用雌性小鼠,痛阈值超过60 s应立即取出以免烫伤其足部,该鼠痛阈值按照60 s计算。

【思考题】

(1)根据结果判断本实验是否成功,并分析其原因。

(2)本实验为何使用醋制延胡索煎液,而没有选择延胡索煎液?

实验七　红花对小鼠凝血时间的影响(毛细玻璃管法)

【实验目的】
观察红花对小鼠凝血时间的影响,学会用毛细玻璃管测定凝血时间的方法。

【实验原理】
红花具有活血祛瘀、通经止痛的功效,能抑制血小板的聚集,延长凝血时间。

【实验材料】
毛细玻璃管、1 ml 注射器、电子称、秒表、鼠笼、烧杯、100%红花煎液、0.9%生理盐水(NS)、记号笔。

【实验对象】
昆明种雄性小白鼠(18~22 g),实验前禁食 8 h,不禁水。

【实验方法】
(1)取小鼠 20 只,分为生理盐水组和红花组,每组 10 只,称重,编号。

(2)给药

①生理盐水组按每 10 g 体重灌胃(ig)0.2 ml 生理盐水(NS)。

②红花组按每 10 g 体重灌胃 0.2 ml 100%红花煎液。

(3)记录:给药后 40 min,以毛细玻璃管于小鼠眼球后静脉丛取血。左手抓住小鼠两耳之间的皮肤,使头固定,并轻轻向下压迫颈部两侧,引起头部静脉血液回流困难,使眼球充分外突,致使眼底球后静脉丛充血,右手持内径 1 mm 的毛细玻璃管,沿着内眼眶后壁刺入,向眼内角和喉头方向前进 4~5 mm,轻轻转动再回缩,血液进入管内,注满 4~5 cm 后,计时,将注满血液的毛细管平放于桌面上,每隔 30 s,折断 0.5 cm,并缓慢向左右拉开,观察折断处是否有血凝丝,至血凝丝出现为止,所历时间为凝血时间。结果记入下表。

【实验结果】

红花对小鼠凝血时间的影响数据记录表

生理盐水组

编号	体重/g	剂量/ml	凝血时间/min	平均凝血时间/min
1				
2				
3				
4				
5				
6				
7				
8				
9				
10				

红花组

编号	体重/g	剂量/ml	凝血时间/min	平均凝血时间/min
1				
2				
3				
4				
5				
6				
7				
8				
9				
10				

【注意事项】

(1) 毛细玻璃管的内径最好为1 mm，各管内径要一致。

(2) 取血时不能用力掐小鼠脖子，否则易使小鼠死亡。取血时间记录要准确。取血时，小鼠眼球要鼓出，否则取不到血。

(3) 毛细玻璃管采血后不宜长时间拿在手中，以免体温影响凝血时间。

(4) 折断毛细玻璃管用力不能过猛，观察要仔细。观察凝血时注意间隔时间，若间隔太短，折断毛细玻璃管后还没有凝血，若太长则记录凝血时间不准确。每次折断的毛细玻璃管不能太长。

【思考题】

(1) 观察两组实验数据是否有显著差异，红花是促进还是抑制凝血？

(2) 红花的现代临床应用是什么？

实验八 大承气汤、小承气汤泻下作用的观察与比较

【实验目的】

观察大承气汤、小承气汤两方对胃肠道蠕动功能的影响,理解大黄与芒硝相配伍的意义。

【实验原理】

大承气汤由大黄、芒硝、枳实、厚朴组成,为峻下之剂;小承气汤由大承气汤去芒硝而成,为轻下之剂。通过测定大承气汤、小承气汤在胃肠道内的移动长度百分率,比较大承气汤、小承气汤两方对胃肠道蠕动功能的影响,理解大黄与芒硝相配伍的意义。

【实验材料】

(1)药物与试剂

①大承气汤:生大黄 12 g,芒硝 9 g,厚朴 24 g,枳实 12 g。

②小承气汤:生大黄 12 g,厚朴 24 g,枳实 12 g。

加水煎煮,其中大承气汤先煎枳实、厚朴 20 min,下大黄煎 10 min 后,滤取药液,将芒硝溶化于药液中;小承气汤三味同煎 10 分钟,滤取药液。均浓缩制成 100% 药液。

③0.9%生理盐水、炭粉、苦味酸液。

(2)器材:小鼠灌胃针头、1 ml 注射器、天平、手术剪、镊子、烧杯、尺子、搪瓷盘、秒表。

(3)实验对象:昆明种雄性小白鼠(18~22 g),实验前禁食 8h,不禁水。

【实验方法】

(1)分组:取小白鼠 15 只,随机分为 3 组,每组 5 只,称重,苦味酸液标记编号。

(2)给药:每组小鼠分别用大承气汤、小承气汤和生理盐水(含炭粉)灌胃,大承气汤给药剂量为每千克体重 7.41 g,小承气汤给药剂量为每千克体重 6.24 g,生理盐水组按每 10 g 体重灌服 0.2 ml 生理盐水。

(3)取材、记录:每灌胃 1 只,记录下时间。灌胃 20 min 后,颈椎脱臼法处死小白鼠。打开腹腔,轻轻取出肠管,并轻柔分离肠系膜,剪取上至幽门、下至回盲部的肠管置于托盘上,轻轻将肠管自然拉成直线,测量小肠的总长度和药液移动的长度,计算药液移动百分率,并注意观察各组小肠容积是否增大。结果填入下表。

【注意事项】

(1)药液移动百分率=药液移动的距离/小肠的总长度×100%。

(2)灌胃 20 min 后解剖,严格记录,不要超时。

(3)剖取肠管分离肠系膜时,动作轻柔,将肠管自然拉直,勿扯断。

(4)为观察各组小鼠肠道的充盈度,建议将小肠按组别排列摆放,一并观察,不要做一只扔一只。

【实验结果】

大承气汤、小承气汤对胃肠蠕动的影响数据记录表

分组	编号	重量 /g	给药体积 /ml	药液移动距离 /cm	小肠总长 /cm	百分率 /%	平均百分率 /%	肠管变化
大承气汤组	1							
	2							
	3							
	4							
	5							
小承气汤组	1							
	2							
	3							
	4							
	5							
生理盐水组	1							
	2							
	3							
	4							
	5							

【思考题】

(1)请结合观测数据描述实验结果。

(2)请结合方剂配伍及现代药理分析实验结果,并结合操作实际分析误差产生的原因。

实验九　生脉散对常压下缺氧小鼠的作用

【实验目的】

观察生脉散对常压下缺氧小鼠抗缺氧能力的影响。

【实验原理】

生脉散具有益气生津、敛阴止汗之功,临床用于气阴两伤、脉气虚弱者。本实验通过观察比较生脉散、0.9%生理盐水分别对常压缺氧环境下小鼠存活时间影响的差异,探讨本方作用的科学内涵。

【实验材料】

(1) 药物与试剂

①生脉散:人参 9 g,麦冬 9 g,五味子 6 g。加水煎煮 2 次,每次煎 40 min,过滤合并药液,浓缩制成 100% 药液。

②碱石灰、凡士林、0.9%生理盐水、苦味酸液。

(2) 器材:眼科镊、剪刀、尺子、小鼠灌胃针头、1 ml 注射器、滤纸、秒表、125 ml 广口瓶。

(3) 实验对象:昆明种雄性小白鼠,体重 18～22 g。

【实验方法】

(1) 分组:取小鼠 16 只,按体重随机分为生脉散组、生理盐水组,每组 8 只,苦味酸液标记编号。

(2) 给药:生脉散组每千克体重灌服 3.12 g 生脉散水煎液,生理盐水组按每 10 g 体重灌服 0.2 ml 生理盐水。

(3) 实验、记录:每灌胃 1 只,记录下时间。给药后 30 min,将小鼠分别放入 125 ml 广口瓶内(瓶内放碱石灰 10 g,用以吸收二氧化碳和水;碱石灰上放滤纸,用以吸收尿液),每瓶放小鼠 1 只,密封(瓶口涂凡士林以防漏气),立即计时,观察到最后 1 次呼吸,记录小鼠的存活时间。结果填入下表。

【注意事项】

(1) 小鼠体重宜均匀,且宜选择单一性别。

(2) 实验时广口瓶口要密封,涂凡士林以防漏气。

【实验结果】

生脉散对常压下缺氧小鼠存活时间的影响数据记录表

分组	编号	重量/g	给药体积/ml	存活时间/min	平均存活时间/min
生脉散组	1				
	2				
	3				
	4				
	5				
	6				
	7				
	8				
生理盐水组	1				
	2				
	3				
	4				
	5				
	6				
	7				
	8				

【思考题】

(1) 请结合观测数据描述实验结果。

(2) 请结合方剂配伍及现代药理分析实验结果,并结合操作实际分析误差产生的原因。

参 考 文 献

[1] 施玉华.阳虚、阴虚造型以及某些助阳药和滋阴药作用的初步研究[J].新医学杂志,1977(9):33.
[2] 夏宗勤,胡镇球,胡雅儿,等.四种"虚证"模型的建立及其与环核苷酸系统的关系[J].中西医结合杂志,1984,4(9):543.
[3] 张家庆,刘福春,丁光霞,等."阳虚"动物脱氧核糖核酸合成率和助阳药作用的研究[J].中医杂志,1982(3):64.
[4] 邝安堃,吴裕,丁霆,等.某些助阳药物对于大剂量皮质素所致耗竭现象的影响[J].中华内科杂志,1963(2):113.
[5] 周梦圣,李秋莲.模拟中医气虚动物模型的研究[J].中医杂志,1989(9):41-43.
[6] 金若敏,宁炼,陈长勋.血虚动物模型的制备及当归补血汤的作用研究[J].中成药,2001,2(4):268-271.
[7] 杨进,陆平成.家兔"热毒血瘀证"系列动物模型的试制[J].南京中医药大学学报,1995,11(2):70-72.
[8] 李影林.中华医学检验全书[M].北京:人民卫生出版社,1996.
[9] 袁肇凯.中医诊断学实验方法学[M].北京:科学出版社,2007.
[10] 陈雪功.中医诊断学实验教学指导[Z].合肥:安徽中医药大学,2008.